„Das Schwarzkümmelextrakt hat eine Anti-Tumor-Wirkung, ohne daß bei seiner Anwendung die starken Nebenwirkungen chemotherapeutischer Anti-Krebs-Medikamente und Bestrahlungen auftraten."

→ *Study of Nigella sativa on humans, University of South Carolina*

„Bei der Tumorerprävention kann Schwarzkümmelöl eine wichtige Rolle spielen. Über einen längeren Zeitraum hinweg eingenommen, stärkt das Öl das körpereigene Immunsystem. Außerdem beschleunigt es die Zellteilung."

→ *Dr. Stanley Kopok, University of Arizona*

„Schwarzkümmelöl ist aufgrund seines hohen Gehalts an mehrfach ungesättigten Fettsäuren sehr anfällig gegenüber Oxidation. Bei der Verstoffwechselung im Körper ist zudem ein weiterer Schutz vor schädlichen Einflüssen von reaktivem Sauerstoff notwendig. Aus diesem Grund ist es sinnvoll, Schwarzkümmelöl antioxidative Vitamine (Vitamin E und Beta-Carotin (Provitamin A)) zuzusetzen."

→ *Institut zur Erforschung neuer Therapieverfahren chronischer Krankheiten und Immunologie, München*

„Schwarzkümmelöl erhöht nachweislich die Anzahl der Lymphozyten, der Leukozyten und der Phygozyten im Blut."

→ *Immunpharmacology 30/2 (1995), New York*

„Schwarzkümmel kann die Überlebenszeit von Krebspatienten eindeutig erhöhen."

→ *Journal of Clinical Oncology*

„Mit Schwarzkümmelextrakt kann Krebs behandelt werden; außerdem ist eine wirksame Vorbeugung gegen mögliche Nebenwirkungen durch die Chemotherapie möglich. Ganz wichtig ist die immunstimulierende Funktion."

→ *Dr. Rajko Medenica, Hilton Head Island, South Carolina*

Dr. Hermann Ehmann

Schwarz-kümmel

LebensBaum Verlag

© Copyright LebensBaum Verlag
in: J. Kamphausen Verlag & Distribution GmbH
Postfach 101849, D-33518 Bielefeld
Tel. 0521/172875, Fax 0521/68771

4. Auflage, 2000

Die Deutsche Bibliothek CIP-Einheitsaufnahme
Ehmann, Dr. Hermann:
Schwarzkümmel / Dr. Hermann Ehmann
- 4. Auflage - Bielefeld: LebensBaum-Verl., 2000
(Reihe: Erlebnis-Ratgeber Gesund leben)
ISBN 3-928430-10-6

Lektorat: Hans-Jürgen Zander

Gestaltungskonzeption/Titel: Wilfried Klei/Angelika Trümper
Layout/Satz: Wilfried Klei, Bielefeld

Herstellung: Clausen & Bosse, Leck

ISBN 3-928430-10-6

Zum Autor

Dr. Hermann Ehmann, *geboren 1964, ist freier Publizist und medizinischer Fachjournalist. Er hat rund 3.000 Zeitungs- und Zeitschriftenartikel sowie zahlreiche Sachbücher verfaßt, von denen einige Bestseller wurden. Gesundheitsthemen, vor allem die Naturheilkunde und alternative Behandlungswege, zählen zu seinen Spezialgebieten. Er lebt und arbeitet bei München.*

Wichtiger Hinweis

Eine Internet-Recherche zum Thema Schwarzkümmel förderte mehrere hundert Einträge bzw. Artikel zutage, die wir kritisch prüften und auswerteten. Für dieses Buch haben wir nur die seriösesten Quellen verwendet, die sich auf wissenschaftliche Untersuchungen stützen, und Meinungen von qualifizierten Fachleuten eingeholt. Besonderer Dank gilt dem Kinderarzt und Allergologen Professor Dr. Dorsch (München), Prof. Dr. Hildebert Wagner vom Institut für Pharmazeutische Biologie (München) und dem Immunologen Dr. Peter Schleicher (München).

Wichtig: Schwarzkümmel ist kein Arzneimittel, sondern ein Nahrungsergänzungsmittel. Von einer Eigenbehandlung bei schweren Erkrankungen oder einer Monotherapie mit Schwarzkümmel ist in jedem Fall abzuraten.

INHALT

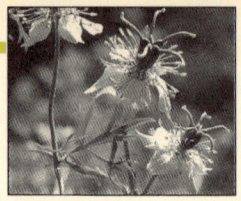

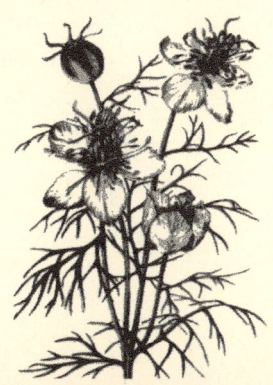

Register

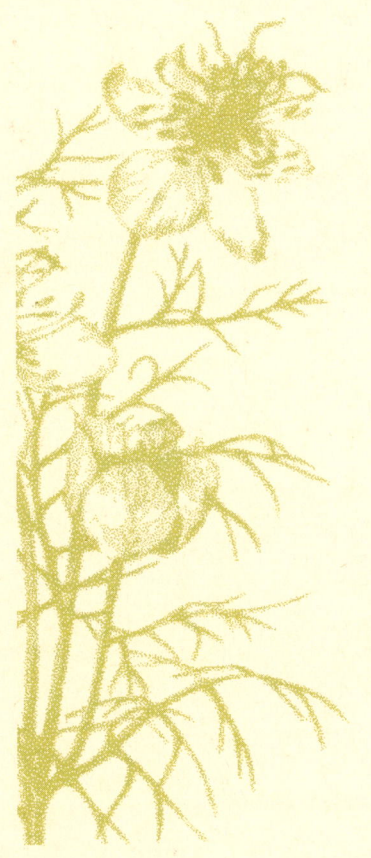

Register

Schwarzkümmel-Boom in Amerika

Wie keine andere Gewürzpflanze sorgt der Schwarzkümmel (auch unter den Namen „Jungfer im Grünen" oder „Schwarzer Kreuz-kümmel" bekannt) seit einigen Jahren nicht nur bei Naturheilkund-lern, Medizinern und Wissenschaftlern für Furore. Als amerikani-sche Forscher zu Beginn dieses Jahrzehnts in wissenschaftlichen Studien belegen konnten, daß Schwarzkümmelöl nicht nur die Ver-dauung fördert, sondern mit seinen über einhundert Wirkstoffen auch das menschliche Immunsystem im Kampf gegen den Krebs entschei-dend stärken und darüber hinaus noch bei einigen anderen Erkran-kungen, z. B. Diabetes, helfen kann, brach eine regelrechte Schwarz-kümmel-Euphorie aus. Amerikanische Boulevard-Medien überschlu-gen sich mit Sensationsmeldungen über das neue „Wundermittel", das angeblich sogar gegen Konzentrationsschwierigkeiten und Im-potenz (!) helfen soll. Prominente wie Priscilla Presley, Chick Corea oder Jim Courier sprachen öffentlich über ihre phantastischen Er-fahrungen mit Schwarzkümmel, und immer mehr Forscher bestä-tigten die Wirksamkeit in empirischen Experimenten. Bis heute über-steigt – zumindest in einigen amerikanischen Bundesstaaten – die Nachfrage nach dem Nahrungsergänzungsmittel (food supplement) Schwarzkümmel das Angebot.

Auch in Deutschland wollen immer mehr Menschen von den ge-sundheitsfördernden Wirkstoffen des (hierzulande noch relativ un-bekannten) Schwarzkümmelöls profitieren. Allerdings gibt es auch einige kritische Stimmen von Medizinern und Nahrungsmittel-experten, die vor überhöhten Erwartungen warnen. Sie legen Wert auf die Feststellung, daß Schwarzkümmel bestenfalls ein Nahrungs-

ergänzungsmittel sei, das kaum einen therapeutischen Effekt oder nachweisbaren gesundheitlichen Nutzen habe.

In diesem Buch wollen wir möglichst objektiv informieren und kritisch hinterfragen, was die ursprünglich im orientalischen und asiatischen Raum beheimatete Gewürzpflanze für unsere Gesundheit tatsächlich zu leisten vermag. Die Grundfrage lautet: Kann die Gewürzpflanze aus dem alten Ägypten modernen wissenschaftlichen Untersuchungsmethoden standhalten? Und: Bei welchen Krankheiten kann sie therapiebegleitend eingesetzt werden?

Der Leser erfährt allerlei Wissenswertes über Herkunft und Anbau der Pflanze, die richtige Lagerung des Öls, dessen Inhaltsstoffe, die Wirkungsweise und verschiedene Anwendungsmöglichkeiten. Ein Spezialteil mit leckeren Schwarzkümmelrezepten und ein ausführliches Literaturverzeichnis runden den Band ab.

Was ist Schwarzkümmel?

Schwarzkümmel ist ein Gewächs aus der Gattung der Hahnenfußgewächse (Ranuncuaceae), die im September und Oktober ausgesät und von Juni bis August geerntet wird. Die Pflanze hat grün glänzende Blätter und bläulich oder weißlich-gelbliche kleine Büten. Da sie am besten in Regionen mit reichlich Sonneneinstrahlung gedeiht, wird sie heute hauptsächlich in Syrien, Irak, Ägypten, Amerika, Indien, Pakistan, Iran und einigen Mittelmeerländern (Griechenland, Zypern) angebaut.

Abb. 2:
Schwarzkümmel-
samen

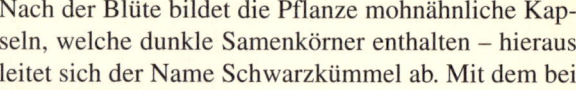

Nach der Blüte bildet die Pflanze mohnähnliche Kapseln, welche dunkle Samenkörner enthalten – hieraus leitet sich der Name Schwarzkümmel ab. Mit dem bei uns bekannten Kümmel ist sie gattungsmäßig nicht verwandt.

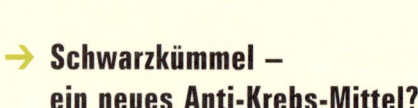

Abb. 3:
Blühende
Schwarzkümmel-
pflanze

Schwarzkümmel war bereits vor rund 3.000 Jahren bei den alten Ägyptern ein hochgeschätztes Allheilmittel. Bis heute empfehlen Heiler und Ärzte im Orient das Öl des Schwarzkümmelsamens gegen alle möglichen Beschwerden. In Indien schreibt man dem Schwarzkümmel eine stimulierende, stimmungsaufhellende und stärkende Wirkung zu. Deshalb verordnen Heilkundige in den Wüstenstaaten Schwarzkümmelöl auch bei Potenzstörungen und hartnäckigen Entzündungen.

→ ## Schwarzkümmel –
ein neues Anti-Krebs-Mittel?

Vor etwa einem Jahrzehnt machten sich amerikanische und arabische Wissenschaftler in renommierten Forschungslabors (unter anderem im Krebsforschungszentrum Hilton Head

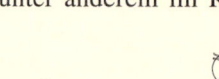

Island in South Carolina) daran, die 30 bis 60 Zentimeter hohe Gewürzpflanze mit Hilfe moderner Analyseverfahren und empirischer Versuchenreihen zu untersuchen.

Ihr Ziel: einen Wirkstoff zu finden, der zur Tumorbekämpfung geeignet ist, ohne das gesunde Gewebe zu schädigen, wie dies bei Chemotherapie und Strahlenbehandlung der Fall ist.

Das Ergebnis: erste wissenschaftliche Berichte zur Anti-Tumor-Wirkung von Schwarzkümmel-Extrakt (vgl. u.a. Study of Nigella sativa on humans, siehe Literaturhinweise am Ende dieses Buches). Unter der Federführung von Professor Rajko Medenica fanden sie dabei unter anderem folgendes heraus:

🫒 Schwarzkümmel enthält mehr als einhundert gesundheitsfördernde Wirkstoffe, die die Verdauung spürbar ankurbeln.

🫒 Die im Schwarzkümmelextrakt enthaltenen Substanzen können das Immunsystem im Kampf gegen Tumorerkrankungen entscheidend stärken.

🫒 Schwarzkümmelöl wirkt antibakteriell (gegen Bakterien) und antimykotisch (gegen Pilze).

🫒 Schwarzkümmelöl hat einen blutzuckersenkenden Effekt.

🫒 Schwarzkümmelöl stärkt bei längerfristiger Einnahme das Immunsystem.

Darüber hinaus fanden sie heraus, daß das Nigella-sativa-Extrakt – in hoher Dosierung angewendet – folgendes bewirkt:

Eine Stimulierung der Knochenmarkzellen (Vermehrung um 250 Prozent)

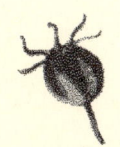

🫒 Eine Produktionssteigerung der T-Helferzellen im Immunsystem

🫒 Eine Produktionssteigerung der antikörperbildenden B-Zellen im Immunsystem

🫒 Eine Produktionssteigerung von Interferonen (Eiweißkörper mit großer Bedeutung für das Immunsystem)

Eine Wachstumshemmung von Krebszellen (50-prozentige Hemmung des Wachstums)

Hemmung von Krebszellenwachstum

Ein anderes Forschungsinstitut, das Cancer Immuno-Biology Laboratory, fand unabhängig davon in Tierversuchen heraus, daß Schwarzkümmel das Zellwachstum von Krebszellen hemmt. Zwei Drittel der mit Schwarzkümmelextrakt behandelten Mäuse lebten nach einer Tumorinfektion mindestens 30 Tage. Die Tiere der Kontrollgruppe ohne Schwarzkümmelbehandlung hingegen starben alle in diesem Zeitraum. Die international angesehene Fachzeitschrift *General Pharmacology* berichtet gar davon, daß schwerkranke Guinea-Schweine nach der Behandlung mit Schwarzkümmel regelrecht aufgeblüht seien. Alle diese Ergebnisse lassen eine Anti-Krebs-Wirkung des Schwarzkümmelextrakts vermuten. Aber auch andere positive Wirkungen werden häufig diskutiert.

Antiasthmatischer und antiallergischer Effekt

Seit einigen Jahren befassen sich immer mehr ernstzunehmende Wissenschaftler mit dem Öl des Schwarzkümmels. So ergab eine empirische Studie in der Mainzer Universitäts-Kinderklinik, daß die im Schwarzkümmel enthaltene Gamma-Linolensäure einen antiasthmatischen Effekt habe, weil sie allergische Reaktionen verhindere. Andererseits gibt es auch kritische Stimmen. So stellte 1997 die Deutsche Krebsgesellschaft fest: „Schwarzkümmel bringt im Kampf gegen den Krebs überhaupt nichts. Es ist lediglich ein gesundes Nahrungsergänzungsmittel, das nie eine herkömmliche Tumortherapie ersetzen kann." Und auch der Münchner Professor und Kinderarzt Dr. Walter Dorsch – ein genereller Befürworter von Naturheilverfahren, der unter anderem die antiasthmatische Wirkung der Zwiebel proklamiert – warnt vor übergroßer Euphorie: „Schwarzkümmel ist kein Arzneimittel, wie hin und wieder von verschiedener Seite behauptet wird, sondern ein gesundes Gewürz, das unsere Nahrung ergänzen kann, weil es – wie auch das Nachtkerzen- und Borretschöl – viele ungesättigte Fettsäuren enthält."

Was ist wirklich dran am Schwarzkümmel? Machen Sie zur Einführung in dieses Buch den folgenden Test und finden Sie heraus, was Schwarzkümmel Ihnen persönlich bringen kann.

Test:
Was bringt Ihnen Schwarz-kümmel?

1. **Wie sieht Ihr täglicher Speiseplan aus?**
a) *Eher eintönig. Hauptsächlich Fastfood und Fertiggerichte (Pommes frites, Hamburger, Tüten-suppen, Dosen, tiefgefrorene Pizzen, viele Süßig-keiten, Mehlspeisen usw.).*
b) *Situationsabhängig. Sie achten zwar auf eine einiger-maßen gesunde Küche, aber hin und wieder sündigen Sie doch.*
c) *Bewußt abwechslungsreich. Sie ernähren sich (sehr) gesundheitsbewußt, das heißt ballaststoffreich mit viel frischem Obst, Gemüse, Mineralwasser, Sauer-milcherzeugnissen, Vollkorn- und Hülsenprodukten, viel Fisch, wenig Fleisch usw.*

2. **Wie bereiten Sie Pfannengerichte zu?**
a) *Zumeist mit Butter oder viel Bratfett.*
b) *Mit ganz normalem (Sonnenblumen-)Öl.*
c) *Mit hochwertigem, kaltgepreßtem Pflanzenöl aus biologischem Anbau und einem hohen Anteil an ungesättigten Fettsäuren.*

3. **Wie oft leiden Sie an Blähungen und Störungen im Magen-Darm-Trakt?**
a) *Oft.*
b) *Selten.*
c) *(Fast) Nie.*

4. **Wie oft haben Sie eine Erkältung, Schnupfen oder einen grippalen Infekt?**
a) *Sehr selten (höchstens einmal pro Jahr).*
b) *Hin und wieder in der kalten Jahreszeit (zwei- bis dreimal pro Jahr).*
c) *Relativ häufig.*

5. Leiden Sie an einer Allergie oder an Bronchialasthma?
a) Nein.
b) Ich bin nicht sicher (z. B. ungeklärte Niesanfälle, häufiger Husten).
c) Ja.

6. Wie oft in der Woche treiben Sie Sport (mindestens 20 Minuten)?
a) Selten.
b) Einmal pro Woche.
c) Mindestens zwei- bis dreimal pro Woche (z. B. Wandern, Joggen, Schwimmen).

7. Können Sie sich vorstellen, daß es möglich ist, mit Hilfe gesunder pflanzlicher Nahrungsergänzungsmittel die Abwehrkräfte Ihres Körpers zu stärken?
a) Kann ich mir schwer vorstellen/Ich halte das für Unsinn.
b) Ich halte es zwar für möglich, bin aber persönlich nicht davon überzeugt.
c) Selbstverständlich, das ist ja sogar wissenschaftlich erforscht.

8. Würden Sie verschiedene Speisen gerne länger frischhalten können, ohne Konservierungsmittel zu verwenden oder sie einfrieren zu müssen?
a) Nein, das interessiert mich nicht (sonderlich).
b) Darüber habe ich noch nicht nachgedacht. Aber ich halte das durchaus für wünschenswert.
c) Ja, auf jeden Fall.

9. Sind Sie an neuen wissenschaftlichen Erkenntnissen über pflanzliche Arzneimittel oder Nahrungsergänzungsmittel interessiert?
a) Nein, ich mißtraue solchen Forschungen grundsätzlich.
b) Ich interessiere mich mehr für andere Dinge.
c) Ja, sehr. Ich prüfe alle neuen Informationen kritisch und suche mir das Beste für mich selbst heraus.

Auswertung:

Geben Sie sich für jedes a) einen Punkt, für jedes b) zwei Punkte und für jedes c) drei Punkte. Addieren Sie Ihre Punktezahlen und lesen Sie in der jeweiligen Kategorie nach.

0 bis 15 Punkte: *Ihre Ernährungsgewohnheiten und Ihre Lebensweise kann zu Mangelerscheinungen führen. Es ist an der Zeit, daß Sie etwas (mehr) für Ihre Gesundheit tun als bisher. Schwarzkümmel in Ihren täglichen Speiseplan aufzunehmen könnte ein erster Anfang sein. Dadurch können Sie eventuelle Nährstoffdefizite ausgleichen – vor allem Ihre Nerven, Ihr Blutkreislauf und Stoffwechsel sind auf Fettsäuren angewiesen, die im Schwarzkümmel enthalten sind. Weitere immunstärkende Maßnahmen sollten Sie peu à peu folgen lassen.*

16 bis 21 Punkte: *Sie sind neuen wissenschaftlichen Erkenntnissen gegenüber durchaus aufgeschlossen und sehr an einer gesünderen Lebensweise interessiert. Vielleicht könnte Schwarzkümmel dazu beitragen, daß Sie zukünftig (noch) gesünder sind und sich (noch) besser fühlen. Es wäre empfehlenswert, wenn Sie Schwarzkümmel als Nahrungsergänzung zu sich nehmen würden – besonders bei Streß.*

22 bis 27 Punkte: *Gratuliere! Höchstwahrscheinlich leben Sie bereits sehr gesundheitsbewußt. Möglicherweise haben Sie Schwarzkümmel bereits in Ihren Speiseplan integriert. Falls nicht, sollten Sie überlegen, Ihr Gewürzkontingent um dieses Kraut zu erweitern. Sie könnten damit langfristig noch mehr für Ihre Gesundheit tun.*

→ Herkunft, Anbau und Gewinnung

Beliebteste Gewürzpflanze im Nilgebiet

Das Herkunftsland des Schwarzkümmels (lateinischer Name: *Nigella sativa*) ist Ägypten, wo er in jeder Hausapotheke zu finden ist. In Ägypten werden vor allem am oberen Nil mehrere hundert Hektar Ackerland mit dieser Gewürzpflanze bestellt. Wie bereits erwähnt, wird sie inzwischen aber auch in der Arabischen Wüste in ausgedehnten Oasen sowie im sonnigen Vorderasien und Teilen Südeuropas angebaut, da die Händler vom Nil die Nachfrage kaum befriedigen können. Bei uns hingegen kennt man Schwarzkümmel hauptsächlich als Zierpflanze, die als „Jungfer im Grünen", „Braut in Haaren" oder „Gretel im Busch" in Blumengärten angesät wird. Es gibt verschiedene Schwarzkümmelsorten, von denen einige auch Giftstoffe enthalten – so beispielsweise die Sorte *Nigella garidella*.

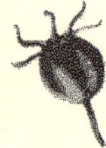

● **1. Schwarzkümmel (Nigella sativa):**
Nur der echte Schwarzkümmel ist eine Heilpflanze und eignet sich für den therapiebegleitenden Einsatz.

● **2. Damaszener Schwarzkümmel:**
Diese auch als Türkischer Schwarzkümmel oder Jungfer im Grünen bekannte Varietät hat keine Heilwirkung; sie ist jedoch eine beliebte Gartenzierpflanze. Ihr Öl dient in der Kosmetikindustrie als Aromatisierungsmittel.

● **3. Acker-Schwarzkümmel:**
Diese Sorte wird fast ausschließlich im Iran kultiviert, wo man sie vor allem als Würzmittel schätzt.

● **4. Nigella garidella:**
Vorsicht – diese Sorte ist giftig.

Bei der Aussaat gehen die Ägypter folgendermaßen vor: Zuerst wird der Samen zusammen mit etwas Sand ausgestreut und gewässert. Während der Wachstumszeit müssen die Felder regelmäßig bewässert werden. Wenn sich die Kapsel bildet, wird die Bewässerung eingestellt, damit der Samen trocknen kann. Sobald die Pflanze von unten braun wird und abzusterben beginnt, kann geerntet werden: Man schneidet die Pflanze etwa fünf Zentimeter über der Erde ab – und zwar vor Sonnenaufgang, um das Feuchtwerden durch Morgennebel oder Tau zu verhindern. In Ägypten erfolgt die Ölgewinnung auch heute noch durch die traditionellen Schwarzkümmelölmühlen, wie sie schon seit Jahrhunderten in Gebrauch sind.

Schwarzkümmel im Spiegel der Geschichte

„Schwarzkümmel heilt jede Krankheit – außer den Tod." Dieser berühmte Spruch des Propheten Mohammed (570 - 632 n. Chr.) im Hadith, seiner berühmten Zitatensammlung, verhalf der Gewürzpflanze in der gesamten islamischen Welt in den vergangenen Jahrhunderten zu größter Popularität. Er wurde zuletzt durch die moderne Wissenschaft zumindest teilweise bestätigt.

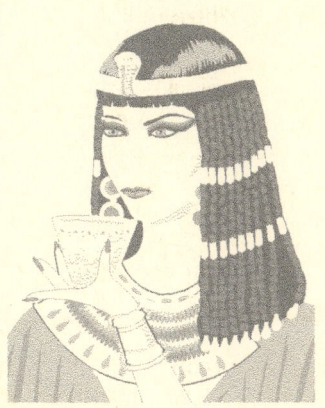

الحبة السوداء فى الطب النبوى والاسلامى

ثبت فى «الصحيحين» من حديث أبى سلمة عن أبى هريرة رضي الله عنه ، أن رسول الله صلى الله عليه وسلم قال :

«عليكم بهذه الحبة السوداء فان فيها شفاء من كل داء الا السام» ويقصد بالسام : الموت ، أخرجه البخارى ١٠/١٢١ فى الطب : باب الحبة السوداء . أخرجه مسلم ٢٢١٥ فى الاسلام باب التداوى بالحبة السوداء . وهى كثيرة المنافع جدا وقوله : صلى الله عليه وسلم : «شفاء من كل داء» . مثل قوله تعالى «تدمر كل شئ بأمر ربها» الاحقاف أية رقم ٢٥ ، أى كل شئ يقبل التدمير ونظائره ، وهى نافعة من جميع الامراض الباردة وتدخل في الامراض الحارة اليابسة بالعرض، فتوصل قوى الادوية الباردة الرطبة اليها بسرعة تنفيذها إذا أخذ يسيرها . الطب النبوى ٢٩٧

Abb. 4: Auszug aus dem Hadith, Ergänzungsbuch zum Koran

Doch schon lange vor Mohammed kannten die Leibärzte der Pharaonen Schwarzkümmelöl und -salbe als Mittel gegen Verdauungsstörungen. Auch als Schönheitsmittel war es überaus beliebt: Schon Nofretete und Kleopatra pflegten ihre Körper mit dem feinen Öl und verwendeten es als Badezusatz.

Auch in der griechischen Antike war Schwarzkümmel als Heilmittel bekannt: Hippokrates (460-375 v. Chr.) empfahl die Anwendung des Schwarzkümmelsamens als vitalisierendes Produkt der Natur zur Stärkung des Wohlbefindens und bei allgemeiner körperlicher und geistiger Schwäche.

Abb. 5: Kleopatra

**Schwarz-
kümmel-Boom
im Mittelalter**

Im Mittelalter erlebte der Schwarzkümmel im europäischen Raum seinen ersten großen Boom, als 1031 ein vielbeachtetes Werk des islamischen Philosphen und Arztes Ibn Sina (besser bekannt unter dem latinisierten Namen Avicenna) mit dem Titel *Buch zur Genesung der Seele* erschien. Der darin enthaltene *Canon medicinae* stellte (in lateinischer Übersetzung) die abendländische Heilkunde des 11. Jahrhunderts auf eine wissenschaftliche Grundlage und blieb für ein halbes Jahrtausend das maßgebliche Lehrbuch an den medizinischen Fakultäten Europas. Avicenna beschreibt unter anderem die hervorragende gesundheitsfördernde Wirkungsweise von „Shonez" (Schwarzkümmel). Er stärke, so der Gelehrte, die Lunge und helfe ferner bei Schnupfen, Darmwürmern, Zahn- und Kopfschmerzen sowie bei schlecht heilenden Wunden. Zusätzlich enthält das Buch zahlreiche Vorschläge und Rezepte, die ägyptische Heiler bis heute gerne an ihre Patienten weitergeben.

**Wissenschaftli-
che Erforschung
von Schwarz-
kümmel**

Auch in unseren Breiten wurde in früheren Jahren schon einmal eine Tinktur aus Schwarzkümmelöl vor allem bei Lungen-, Magen- und Leberleiden in der Homöopathie mit Erfolg eingesetzt. Erst mit dem Siegeszug der modernen High-Tech-Medizin geriet das Öl wieder in Vergessenheit. In Deutschland wird Schwarzkümmel heute nur von wenigen Ärzte und Therapeuten empfohlen. Der Hauptgrund dürfte sein, daß die Pflanze bzw. deren wertvolle Inhaltsstoffe kaum bekannt sind – obgleich die wissenschaftliche Erforschung des Schwarzkümmels seit Jahren auf Hochtouren läuft. Ein Fachmann, der sich seit vielen Jahren mit Schwarzkümmel beschäftigt, ist der Arzt Dr. Peter Schleicher aus München, einer der führenden Immunologen (Spezialist für körpereigene Abwehrkräfte) Deutschlands. Dr. Schleicher ist Mitglied der Weltakademie der Wissenschaften und hat die Wirkung des Öls inzwischen an über 600 Patienten getestet.

→ Wirkstoffe im Schwarzkümmel

Laut den Ernährungswissenschaftlern Nergiz/Oetles (siehe Literaturhinweise) ergibt die Analyse folgende Zusammensetzung: Schwarzkümmel besteht aus etwa 35 Prozent pflanzlichen Fetten und Ölen, 21 Prozent Eiweiß, 5 Prozent Wasser, 5 Prozent Asche und Rohfaser. Darüber hinaus enthält er ca. 32 Prozent Kohlenhydrate, bis zu 2 Prozent Saponin, den Bitterstoff Nigellin und verschiedene Gerbstoffe.

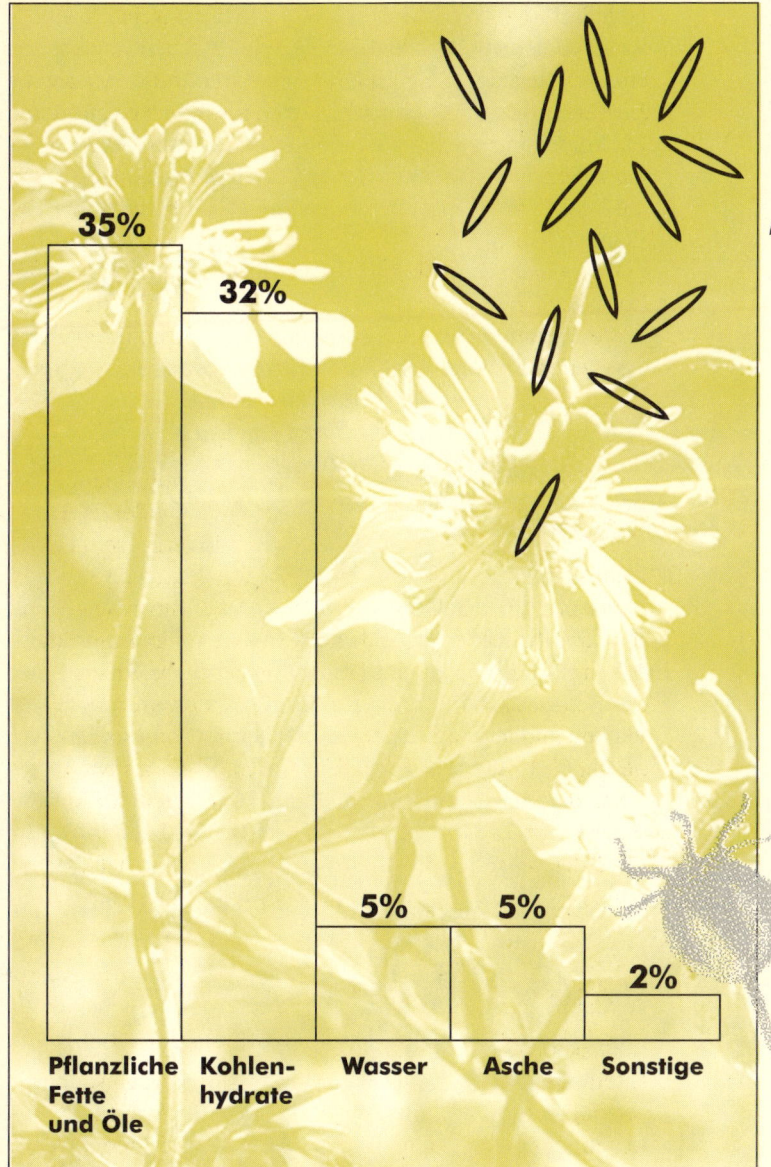

Abb. 6: Zusammensetzung des Schwarzkümmels

35% **Pflanzliche Fette und Öle**

32% **Kohlenhydrate**

5% **Wasser**

5% **Asche**

2% **Sonstige**

Das Öl des Schwarzkümmels hat mit über 50 Prozent einen außergewöhnlich hohen Anteil an ungesättigten Fettsäuren in einmalig günstiger Konstellation, die mithelfen können, Defekte des körpereigenen Immunsystems zu reparieren. Schwarzkümmel enthält unter anderem Linol- und Gamma-Linolensäure, Myristin-, Palmitin-, Stearin- und Ölsäure – wesentlich mehr, als viele andere gute Pflanzenöle zu bieten haben. Die ungesättigten Fettsäuren werden als Bausteine für Gewebshormone benötigt, welche den Stoffwechsel und die Verdauung anregen. Sie regulieren außerdem den Cholesterinspiegel und ermöglichen erst einen gesunden Stoffwechsel – daher sind sie auch für Haut und Haare von großer Bedeutung.

Regulierung des Immunystems

Wichtig: *Mehrfach ungesättigte Fettsäuren wie die im Schwarzkümmel enthaltenen kann der Körper nicht selbst aufbauen, sie müssen über die Nahrung aufgenommen werden.*
Ein Mangel an ungesättigten Fettsäuren kann zu ernsthaften Gesundheitsstörungen führen: Bei Kindern können Hautekzeme entstehen, bei Erwachsenen ist das Risiko für Herz-Kreislauf-Erkrankungen erhöht.

Neben dem hohen Gehalt an ungesättigten Fettsäuren kommen im Schwarzkümmelöl noch bis zu 1,4 Prozent ätherische Öle mit den Inhaltsstoffen Nigellon, p-Cymol, Pinen und Thymochinon hinzu, die das Kraut zu einem beliebten Gewürz mit aromatischem Geschmack machen, welches vor allem in der indischen und arabischen Küche seinen festen Platz hat (vergleichen Sie auch unseren Rezeptteil auf den Seiten 48 bis 53).

Die Feinanalyse weist noch weitere Inhaltskomponenten in kleiner Menge nach: Alpha-Pipen, Beta-Terpinen, Artemisiaketon, Sabinenhydrat, Kampher, Linalool, Beta-Thujon, Bornylacetat, Boneol, Carvon, Thymol, Carvacrol (nach: Elsayed, A./Hussiney, H./Yasa, A., Die Bestandteile von Schwarzkümmelöl, in: Deutsche Lebensmittel-Rundschau 93/5 (1997)).

Auf einen Blick:
Die Fettsäuren des Schwarz-
kümmelöls

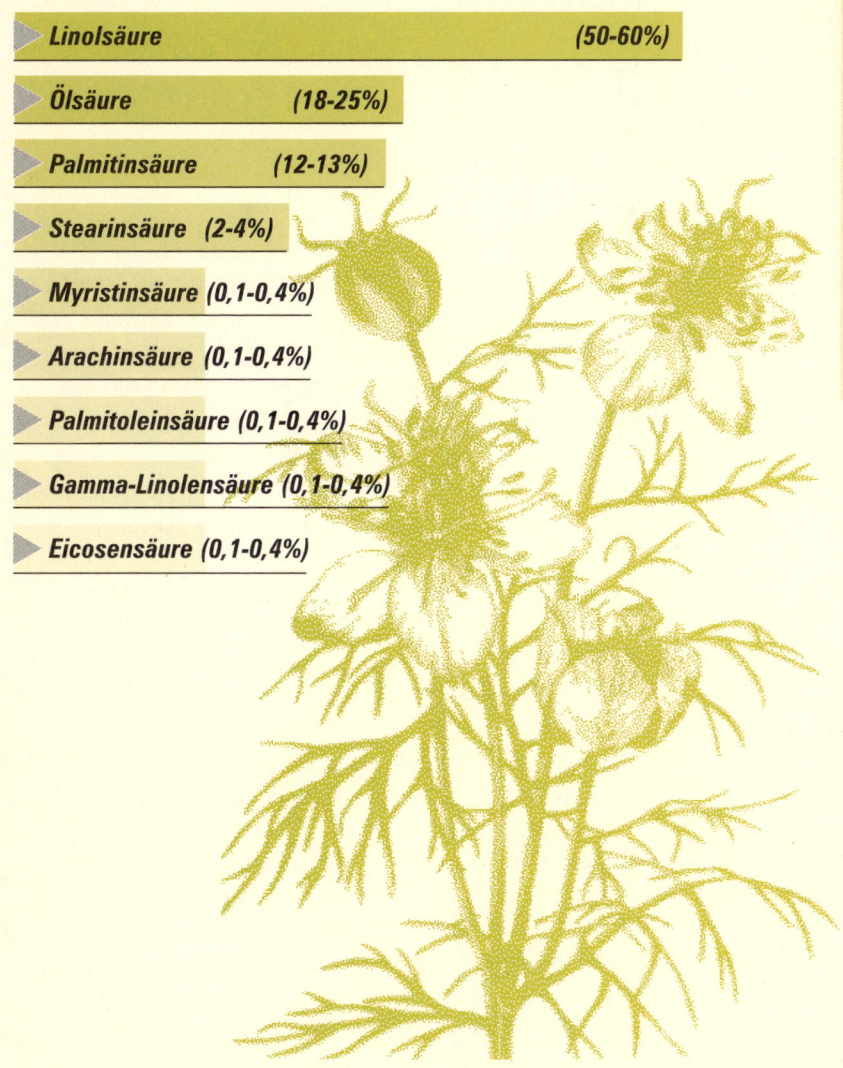

Linolsäure **(50-60%)**

Ölsäure **(18-25%)**

Palmitinsäure **(12-13%)**

Stearinsäure **(2-4%)**

Myristinsäure **(0,1-0,4%)**

Arachinsäure **(0,1-0,4%)**

Palmitoleinsäure **(0,1-0,4%)**

Gamma-Linolensäure **(0,1-0,4%)**

Eicosensäure **(0,1-0,4%)**

Interview

→ *mit Dr. Peter Schleicher,*
Immunologe, München

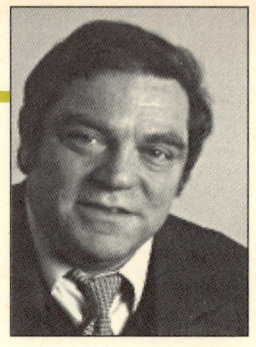

„Schwarzkümmel – ein Immun-Joker!"

LebensBaum: Wie wurden Sie auf Schwarzkümmel aufmerksam?

Dr. Schleicher: Der unmittelbare Anlaß waren die schweren Asthmaanfälle von „Baroneß", der Stute meiner Tochter Theresa. Als nichts dem Tier half, rief ich einen befreundeten Arzt in Ägypten an und schilderte ihm den Fall. Er riet zu Schwarzkümmel. Die Stute bekam daraufhin täglich 15 Gramm – und schon einen Monat später war das Tier beschwerdefrei. Das war vor rund vier Jahren. Danach kam das Gewürz ins Forschungslabor. Ich wollte die Heilwirkung des Schwarzkümmels wissenschaftlich exakt untersuchen und prüfen.

LB: Und die Resultate der Untersuchung?

Dr. Schleicher: „Schwarzkümmel wirkt auch beim Menschen hervorragend. Das Öl hat eine ungemein breit gefächerte Wirkung, die schon die altägyptischen Leibärzte der Pharaonen rühmten. In diesem Öl wirken verschiedene Fraktionen von Stoffen so optimal zusammen, daß seine Wirkung einzigartig genannt werden kann. Mit dem Öl aus dem Schwarzkümmelsamen gelangen wertvolle, mehrfach ungesättigte Fettsäuren wie Linol- und Gamma-Linolensäure in den Organismus. Durch sie wird die Synthese wichtiger immunregulatorischer Substanzen ermöglicht, die sogar allergische Reaktionen neutralisieren. Schwarzkümmel ist ein Immun-Joker. Die für den Allergiker notwendige vermehrte Zufuhr von ungesättigten Fettsäuren (Gamma-Linolensäure) ist mit der normalen Ernährung nicht möglich."

LB: Ist Schwarzkümmel also speziell ein Mittel zur Behandlung von Allergien?

Dr. Schleicher: „Schwarzkümmel ist ein Nahrungsergänzungs- und nicht primär ein Heilmittel. Die längerfristige, konsequente Einname von Pflanzensamenöl (Schwarzkümmelöl) bessert die verschiedenen Symptome des Allergikers in bis zu 90 Prozent der Fälle. Die zusätzliche Einnahme von Enzymen und Radikalfängern (Antioxidantien) steigert darüber hinaus die immunologischen Effekte. Es hilft bei Pollen- und Stauballergien, aber auch bei Neurodermitis, Asthma, Infekten und anderen Krankheiten."

LB: Welche Menge Schwarzkümmel soll man täglich als Nahrungsergänzung zuführen?

Dr. Schleicher: „Man kann bis zu drei Gramm täglich zu sich nehmen, in Einzelfällen auch mehr. Das hängt unter anderem von der Schwere der Krankheit ab."

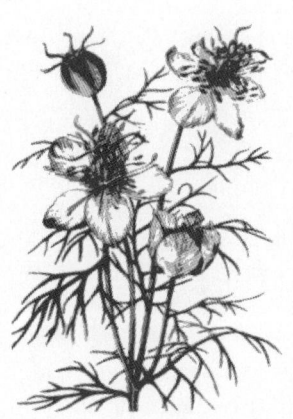

So wirkt Schwarzkümmel

Die bisherigen Forschungsergebnisse haben gezeigt, daß Schwarz-
kümmel nicht direkt auf einzelne Organe, sondern speziell über das
Immunsystem (Stärkung/Revitalisierung) und den Dickdarm (Ent-
giftung) auf den Organismus wirkt – sein Nutzen ist somit ein ganz-
heitlicher.

→ So verarbeitet der Körper Schwarzkümmel

Die Wirkungen des Öls auf die Verdauungsorgane sind vielfältig und ergänzen sich gegenseitig. Zum einen wird die
Bildung von Magensaft angeregt und der Appetit gesteigert.
Schon dadurch können Blähungen und Völlegefühl vermin-
dert werden, weil der Aufschluß und die Verdauung der
Nahrungsbestandteile verbessert ist. Hinzu tritt eine krampf-
lösende Wirkung, die bei Blähungen wohltuend auf die Darm-
wände einwirkt.

**Einnahmezeit
mindestens zwei
Monate**

Wichtig zu wissen ist, daß Schwarzkümmel seine volle Wirkung nur dann entfalten kann, wenn er über einen ausreichend langen Zeitraum hinweg eingenommen wird – der Im-
munologie-Experte Dr. Schleicher geht von mindestens acht
bis zwölf Wochen aus.

→ Meßbare Auswirkungen im Organismus

Schwarzkümmel hilft aber nicht nur bei Verdauungsstörungen. Auch Asthmatiker erfahren durch das ätherische Öl
Nigellon häufig rasche Linderung. Eine 44jährige Münch-
nerin erzählt: „Als junges Mädchen bekam ich zum ersten
Mal einen quälenden Heuschnupfen. Er kam jedes Jahr wieder und wurde trotz verschiedenster Behandlungsversuche
immer unerträglicher. Dazu kamen häßliche Hautausschlä-
ge im Gesicht, die mir alle Lebensfreude nahmen. Plötzlich
bekam ich keine Luft mehr. Der Notarzt war zum Glück recht-
zeitig da, sonst wäre ich wohl erstickt."

Die Patientin litt an allergischem Asthma. Jahrelang war sie
von Facharzt zu Facharzt gelaufen und hatte erfolglos mehrere Kuren in Heilbädern absolviert. Nicht einmal eine

Kortisontherapie zeigte die erhoffte Wirkung. Eine Behandlung mit Schwarzkümmelöl half dagegen schnell und sanft: Schon nach vier Wochen war das Asthma verflogen.

→ Stärkung des Immunsystems

Unser Körper funktioniert immer als Ganzes. Ein kranker Darm schwächt das Abwehrsystem des gesamten Körpers, und ein überlastetes Blutgefäßsystem wird auch die Funktionen der Atemwege in Mitleidenschaft ziehen.

Unser Immunsystem ist ständig einer Vielzahl von Mikroorganismen und Krankheitserregern, z. B. Bakterien, Viren oder Pilzen ausgesetzt. Daß wir davon in der Regel überhaupt nichts merken, liegt daran, daß das hochkomplizierte Immunsystem die Krankheitskeime bekämpft und unschädlich macht. Nur wenn diese körpereigene Abwehr geschwächt ist, kommen die Erreger zum Zug.

Immunsystem – was ist das eigentlich?

Unser Immunsystem ist ein hochkomplexes Funktionsgefüge, dessen genaue Arbeits- und Regulationsweise trotz intensiver Bemühungen noch immer nicht vollständig erforscht ist. Es verfügt über zahlreiche leistungsfähige Helfer, die im ganzen Körper verteilt sind: Ihre Aufgabe ist es, krankhafte Veränderungen „aufzuspüren" und wieder zückgängig zu machen. Solche Helfer sind beispielsweise die *Lymphozyten*, die *Gedächtniszellen*, die *Makrophagen* und die *Granulozyten*. Sie sollen in einem überaus komplizierten Zusammen- und Wechselspiel dafür sorgen, daß Krankheitserreger sich nicht ungehindert ausbreiten können und wir gesund bleiben.

Die Lymphozyten

Die Aufgabe der Lymphozyten ist es, körperfremde Stoffe wie Bakterien oder Viren zu erkennen und ihre Vernichtung herbeizuführen. Sie werden dabei von den Makrophagen, den Freßzellen, unterstützt. Beide Zelltypen gehen aus bestimmten Vorläuferzellen hervor, die sich aus Stammzellen des Knochenmarks entwickeln. Ein Teil der *Vorläufer-Lymphozyten* kann nur unter dem Einfluß der hinter dem Brustbein

Erkennung und Vernichtung körperfremder Stoffe

gelegenen Thymusdrüse ausreifen: die *T-Lymphozyten*, auch Killerzellen genannt. Im Gegensatz dazu reifen die B-Zellen ohne Einfluß der Thymusdrüse. Bei der Mehrzahl der Immunreaktionen kooperieren T- und B-Lymphozyten mit dem System der Granulozyten im Blut.

Nach ihren Aufgaben unterscheidet man verschiedene Untergruppen von T-Zellen: *Helferzellen*, die die B-Zellen veranlassen, verstärkt Antikörper zu produzieren; *Effektorzellen*, die direkt toxisch auf die angegriffenen Zellen wirken; und *Unterdrückerzellen*, die regulierend eingreifen. Einige Makrophagen unterstützen die Arbeit der T-Zellen, andere Makrophagen zerstören – durch sogenannte *Lymphokine* aktiviert – in den Körper eingedrungene Mikroorganismen, indem sie diese verschlingen (phagozytieren) und verdauen.

Gefährliche Immunkomplexe

Dringen jedoch sehr viele Krankheitserreger auf einmal in den Organismus ein, gelingt der Abtransport der Giftstoffe nicht immer. Es entstehen dann gefährliche Immunkomplexe – also eine Ansammlung von Krankheitserregern, die das Immunsystem zwar ausgeschaltet, aber noch nicht ausgeschieden hat. Solche Immunkomplexe – die amerikanische Immunforschung nennt sie „Blocking factors" – können für den Körper zu einer Gefahr werden, wenn sie über den Blutstrom durch den ganzen Körper wandern und sich beispielsweise an einer Gewebswand niederlassen, wo sie nach einer gewissen Zeit schwere Erkrankungen auslösen.

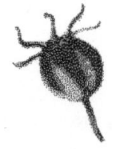

Im Normalfall werden Immunkomplexe von den Freßzellen eines intakten Immunsystems, den Makrophagen, „angegriffen", umschlossen und schließlich „verschluckt". Die Makrophagen können aber nur mit der Hilfe von (sehr vielen) Enzymen tätig werden – wie überhaupt alle Stoffwechselvorgänge nur mit Enzymen funktionieren. Gibt es zu viele oder zu große Immunkomplexe im Körper, die nicht ohne weiteres aufgelöst werden können, weil das vorhandene Enzymdepot aufgebraucht ist, müssen die Makrophagen durch zusätzliche Enzyme in ihrer Arbeit unterstützt werden.

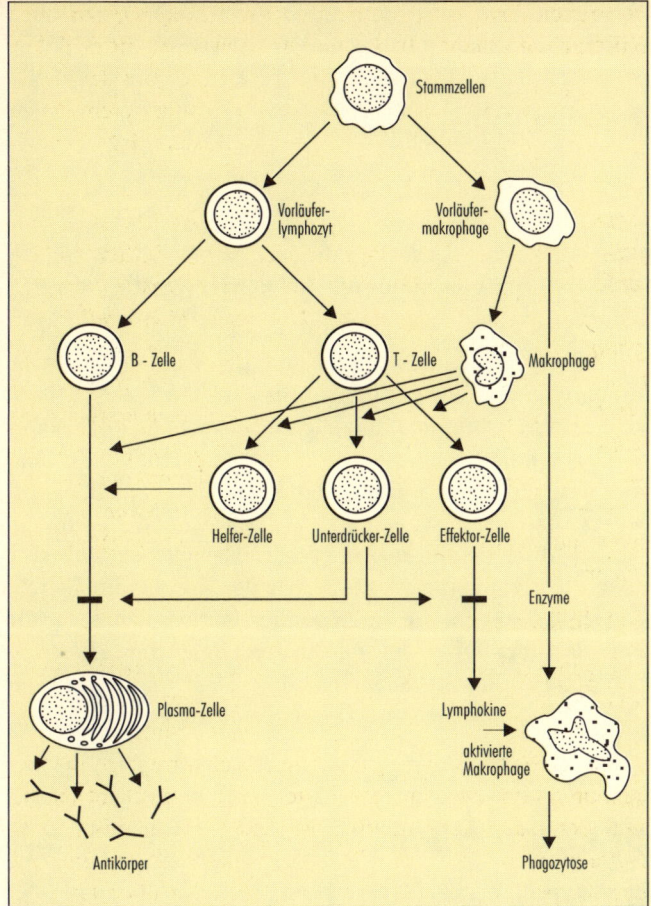

Abb. 8:
Immunsystem

Wo hat das Immunsystem seinen Sitz?

Das Immunsystem ist kein selbständiges Organ wie beispielsweise die Leber oder das Herz, sondern die Abwehrzellen
sind in verschiedenen Organen angesiedelt. Nur etwa zehn
Prozent der Abwehrzellen kreisen andauernd im Blut. Hier
sind Abwehrzellen angesiedelt:

- In der Thymusdrüse über dem Brustbein

- In der Milz

- Im Knochenmark

→

- In den Lymphknoten
- In den Mandeln
- Im Blinddarm
- In der Darmflora

Wodurch wird das Immungleichgewicht gestört?

Wir schädigen unser Immunsystem durch zuviel Streß, Ge-
nußmittel, Bewegungsmangel und einseitige oder falsche
Ernährung. Wer sich täglich mit einer ausgewogenen Misch-
kost ernährt, ist optimal mit allen lebensnotwendigen Nähr-
stoffen versorgt. Leider ist das in der „modernen" Zeit immer weniger der Fall. Häufig ernähren wir uns nicht ausge-
wogen, das heißt, wir essen zu viel, zu süß und zu fett. Vitamine, Mineralstoffe und reichlich Flüssigkeitszufuhr sind
aber wichtig, um die Abwehrkräfte des Körpers im Gleichgewicht zu halten. Sie sind überdies Voraussetzung für die
Funktionstüchtigkeit eines gesunden Organismus. Wer seinen Nährstoffhaushalt nicht in Ordnung hält, riskiert schlech-
te nervliche Belastbarkeit, Leistungsschwäche oder eine er-
höhte Anfälligkeit für Infekte.

Auf einen Blick:
Dadurch wird unser
Immunsystem gestört

- *Übermäßiger Dauerstreß*
- *Falsche Ernährung*
- *Bewegungsmangel*
- *Psychische Belastungen*
- *Genußgifte*
- *Umweltgifte*
- *Medikamente*
- *Strahlenbelastung*
- *Chronische Krankheiten*
- *Allergien*

Verlorenes Gleichgewicht

Das Gleichgewicht im Immunsystem geht verloren, wenn Killer-, Kontroll- und Freßzellen sich nicht die Waage halten. Grundsätzlich sind zwei Arten von Störungen möglich:

Störung 1: Zu wenig Killerzellen

Ist das Immunsystem geschwächt, können Krankheitserreger in den Körper eindringen und Infektionen und andere Erkrankungen hervorrufen.

Störung 2: Zu viele Killerzellen

Bei dieser Form der gestörten Immunregulation kommt es zu einer überschießenden Abwehr. Körperfremde Substanzen, die man einatmet, werden von der übereifrigen Immunpolizei bekämpft. Die Folge: eine allergische Reaktion.

Harmonisierung durch Schwarzkümmel

Die moderne Immunforschung geht davon aus, daß Zivilisationskrankheiten wie bestimmte Krebsarten, Arterienverkalkung, rheumatische Erkrankungen oder der graue Star unter anderem durch die sogenannten „freien Radikale" verursacht werden. Diese aggressiven Moleküle lösen im Organismus Kettenreaktionen aus, die unter anderem Zellwände zerstören und das Erbgut angreifen können. Unbestritten ist, daß Vitamin C das Immunsystem stärken und vielen Erkrankungen vorbeugen kann.

Die im Schwarzkümmel enthaltenen Substanzen tragen zum einen dazu bei, die übersteigerte T-Zellfunktion des Allergikers zu stabilisieren, so daß die krankhaft übersteigerte Immunreaktion durch Antikörper unterdrückt wird, zum anderen helfen sie bei der Synthese (Herstellung) von immunregulatorischen Substanzen wie Prostaglandin E1 (PSG 1), das entündungshemmend und antibakteriell (gegen Bakterien) wirkt. Darüber hinaus stabilisiert die Linolensäure die Zellmembranen. Durch Schwarzkümmel wird das aus dem Gleichgewicht geratene Immunsystem wieder harmonisiert und auf natürliche Weise optimiert.

So wirkt Schwarzkümmel

Stabilisierung der übersteigerten T-Zellfunktion

So können Sie Ihr
Immunsystem gezielt stärken:

- **Ausreichend körperliche Bewegung
  (im Wechsel mit gezielter Entspannung)**

- **Ausgewogene Ernährung**

- **Ausreichende Vitamin- und Mineralstoffzufuhr**

- **Meiden von Dauerstreß**

- **Meiden von Industriezucker und Genußgiften
  (Alkohol, Zigaretten)**

- **Seelisches Gleichgewicht finden (Entspannungsübungen)**

- **Abhärtung (z. B. Wechselduschen)**

- **Pflanzliche Umstimmungsmittel**

- **Regelmäßige Einnahme von Schwarzkümmel**

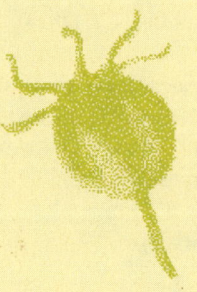

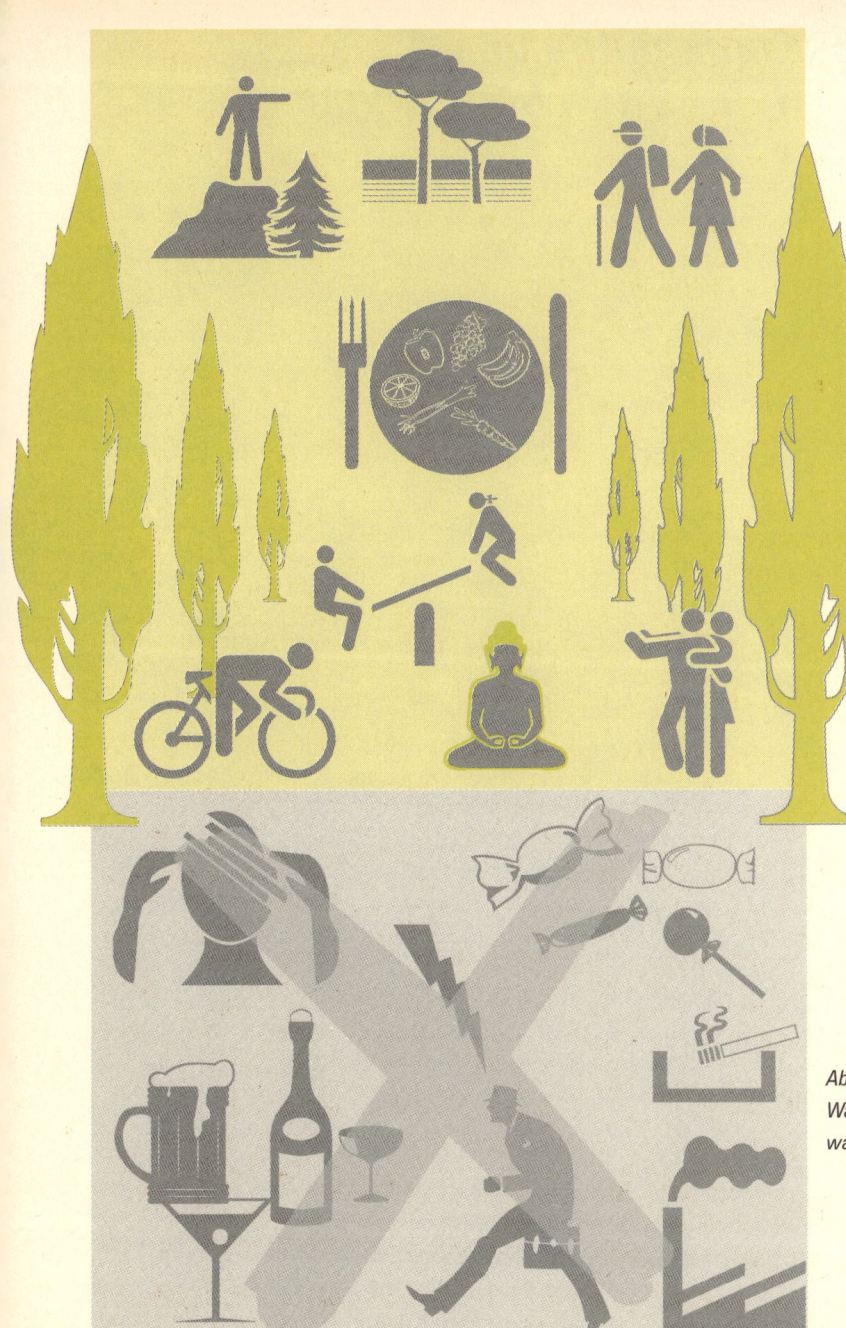

Abb. 9:
Was hilft –
was schadet

Krankheiten von A bis Z:
Hier hilft Schwarzkümmel

Dieses Kapitel informiert in alphabetischer Kurzform darüber, bei welchen Krankheiten und Beschwerden Schwarzkümmel helfen kann. Daß bei ernsthaften Erkrankungen stets ein Arzt aufgesucht werden sollte und die Gewürzpflanze in keinem Fall eine nötige ärztliche Behandlung ersetzt, dürfte klar geworden sein. Allerdings kann der Schwarzkümmel, therapiebegleitend als Nahrungsergänzungsmittel eingesetzt, die Genesung beschleunigen, da er das Immunsystem auf natürliche Weise kräftigt, die körpereigenen Selbstheilungskräfte unterstützt und darüber hinaus antibakteriell wirkt.

Akne

Siehe Hauterkrankungen

Allergien

Derzeit leidet jeder zweite Europäer an einer allergischen Erkrankung, und die Zahl der Allergiker nimmt jährlich weiter zu. Ein intaktes Immunsystem kann zwischen harmlosen und schädlichen Stoffen unterscheiden. Ein gestörtes Immunsystem stuft jedoch harmlose Stoffe wie beispielsweise Pollen, Tierhaare, Federn, Eiweiß fälschlicherweise als gefährlich ein und antwortet mit einer übertriebenen Reaktion, indem es Abwehrkräfte gegen diese Allergene mobilisiert – was zu unangenehmen Schwellungen, Hautausschlägen, Niesattacken, Atemnot und sogar zu Schockzuständen führen kann. Allergien ziehen häufig Folgeerkrankungen wie Asthma, Heuschnupfen oder Gelenkerkrankungen nach sich. Bestehen allergische Reaktionen, z. B. eine Lebensmittelallergie, sind schwere Spätfolgen möglich, weil nicht mehr ausreichend Vitamine aufgenommen werden können. Speziell Schwarzkümmelöl wird im asiatischen Raum schon seit Jahrhunderten als antiallergisch wirksame Substanz bei verschiedenen allergischen Symptomen eingesetzt. Da der Allergiker einen erhöhten Bedarf an ungesättigten Fettsäuren hat und Schwarzkümmel einen hohen Anteil dieser Fettsäuren enthält, ist Schwarzkümmel für ihn – langfristig gesehen –

die optimale Nahrungsergänzung. Der Allergologe Dr. Lutz Bannasch empfiehlt folgende Dosis: „Wissenschaftliche Untersuchungen bestätigen, daß die Einnahme von 2 x 500 mg Schwarzkümmelöl täglich, über einen Zeitraum von drei bis sechs Monaten gegeben, ein effektives, sehr gut verträgliches und preiswertes Therapiekonzept für Allergiker darstellt. Die zusätzliche Einnahme von Enzymen und Radikalfängern (Antioxidantien) steigert darüber hinaus die immunologischen Effekte."

Dr. Peter Schleicher erklärt die hervorragende Wirksamkeit von Schwarzkümmel bei Allergien folgendermaßen:

„In der Allergiebehandlung und -vorbeugung hat sich das ägyptische Schwarzkümmelöl tausendfach bewährt. Es sind zahlreiche Fälle von Patienten dokumentiert, die in jedem Frühjahr von schweren Pollenerkrankungen heimgesucht wurden und die nach regelmäßiger Einnahme von Schwarzkümmelöl völlig beschwerdefrei geblieben sind. Die hohe Wirksamkeit von Schwarzkümmel ist zweifellos erwiesen. Durch die Einnahme von Schwarzkümmelöl entsteht u.a. Arachidonsäure, die wiederum eine immunologisch ganz entscheidende Substanzgruppe produziert, wie etwa das Prostaglandin E1. Prostaglandin E1 wirkt immunharmonisierend ... Die erste Besserung der Symptome bei Pollenallergien, bei Asthma bronchiale oder auch nach Keuchhusten stellt sich oft nach ein bis zwei Wochen ein ... Das Abwehrsystem verliert seine überschießende Aktivität, die für Allergien verantwortlich ist. Dadurch werden Heuschnupfen und Asthma vermieden" (Peter Schleicher/Saleh, Mohamed, Natürlich heilen mit Schwarzkümmel, Südwest Verlag, München 1996, S. 37-38).

Arthritis/Arthrose

Siehe Gelenkerkrankungen

Bronchialasthma

In Deutschland ist Bronchialasthma die häufigste chronische Kinderkrankheit: Jedes siebte bis zehnte Kind leidet über einen längeren Zeitraum hinweg an schwerer Atemnot. Schätzungen zufolge sind zehn Millionen Deutsche betroffen; etwa

Jährlich 10.000 Todesopfer durch Bronchialasthma

10.000 sterben jedes Jahr allein in Deutschland daran. Man kann drei Formen des Bronchialasthma unterscheiden: die rein allergisch bedingte, die infektbedingte und die gemischtförmige. Bei allen drei Formen wirkt Schwarzkümmelöl sehr wohltuend für den Kranken. Der ägyptische Mediziner Dr. Dr. Mohamed Saleh rät: „Da die Wirkstoffe des Öls auch die Ursachen für Asthma bronchiale beeinflussen und das Immunsystem wieder harmonisieren, ist die Anwendung dieses Naturheilmittels sehr oft von großem Erfolg gekrönt. Zur Behandlung von Bronchialasthma empfiehlt sich die regelmäßige Einnahme von ägyptischem Schwarzkümmelöl. Außerdem sollten Sie mehrfach täglich mit Schwarzkümmelöl inhalieren."

Warum hilft Schwarzkümmel bei Bronchialasthma? Die einfache Erklärung: Die ätherischen Öle des Schwarzkümmels, speziell das Nigellon, haben eine sekretlösende und gefäßerweiternde Wirkung, was die Bronchien deutlich entlastet und schnell eine Linderung herbeiführt. Zudem erfährt das angegriffene Immunsystem eine Stärkung. Nehmen Sie kurmäßig über sechs Wochen drei- bis fünfmal täglich vor den Mahlzeiten einen Teelöffel Schwarzkümmelsirup (Rezept siehe Seite 53) ein. Danach reduzieren Sie die Menge auf zweimal täglich. Probieren Sie unbedingt auch den Schwarzkümmeltee (Rezept siehe Seite 51).

Inhalation mit Schwarzkümmel

Lösen Sie ein paar Handvoll Schwarzkümmelsamen in einer Schüssel mit kochendheißem Wasser, beugen Sie sich darüber und legen Sie ein großes Handtuch über den Kopf, damit Sie die heißen Dämpfe besser einatmen können. Inhalieren Sie mindestens eine Woche lang jeden Tag zweimal (am besten mittags und abends) 15 bis 20 Minuten. Die Inhalationen helfen auch bei Erkältungen, Nasen- und Nebenhöhleninfekten sowie bei Rachen-, Hals- und Kehlkopfentzündungen.

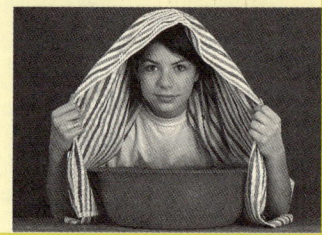

Blähungen (Bauchschmerzen)

Zu Blähungen kommt es, wenn die Luft im Darm nicht entweichen kann. Ursachen sind meist Fehlernährung, Enzymmangel oder eine geschädigte Magen-Darm-Flora. Gegen Blähungen hat sich eine Mischung aus Apfelessig und Schwarzkümmel bestens bewährt, die Sie selbst herstellen können: Erhitzen Sie dazu zwei Gläser Apfelessig auf etwa 50 Grad und rühren Sie ein Glas feingemahlenen Schwarzkümmelsamen ein. Anschließend rühren Sie das flüssige Schwarzkümmelöl unter und lassen den Saft abkühlen. Nehmen Sie mehrere Wochen lang dreimal täglich vor den Mahlzeiten einen Eßlöffel ein.

Ein anderes Hausmittel gegen Blähungen bei Säuglingen ist die Massage des Bauches mit einem Gemisch aus 2 Teilen Schwarzkümmelöl und 8 Teilen Olivenöl. Man geht davon aus, daß das Öl die Wirkung der Massage unterstützt. Siehe auch Magen-Darm-Probleme.

Bluthochdruck

Bluthochdruck (Hypertonie) liegt dann vor, wenn Ihr Arzt über einen längeren Zeitraum Werte von 160/90 mmHg (Millimeter Quecksilbersäule) bei Ihnen mißt. Er macht keinerlei Beschwerden, kann jedoch – sofern er über längere Zeit hinweg besteht – alle Organe, allen voran das Herz, schädigen. Wenn Sie auf Schwarzkümmel zurückgreifen, können Sie Ihren Bluthochdruck noch vor dem Herzinfarkt wirksam und schonend zugleich behandeln. Tip der Experten: Fügen Sie allen warmen Getränken mindestens fünf Tropfen Schwarzkümmelöl zu und trinken Sie in kleinen Schlucken. Oder wie wäre es mit etwas Unkonventionellem – einem Sonnenbad beispielsweise?

Besonderer Tip:

Sonnenbad mit Schwarzkümmelöl! Reiben Sie Ihren Körper mit Schwarzkümmelöl ein und nehmen Sie anschließend ein gemäßigtes Sonnenbad. Im Zweifelsfall sollten Sie vorher Ihren Arzt befragen!

Darmerkrankungen

Haben Sie einen nervösen Darm oder leiden Sie an einer Darmentzündung (Colitis), probieren Sie es einmal mit einem Schwarzkümmel-Birnen-Trunk (Rezept siehe Seite 52). Bei Zwölffingerdarmgeschwüren und Darmpilzen hilft oft die Einnahme von Schwarzkümmelöl – in Kombination mit Schwarzkümmelsirup (Rezept siehe Seite 53). Siehe auch Magen-Darm-Probleme.

Durchfall

Um Durchfälle zu kurieren, rät die Schwarzkümmel-Expertin Anne Simons zu folgender Rezeptur: „Je einen Eßlöffel feingemahlenen Schwarzkümmelsamen und Ingwer in einer Tasse Schwarzkümmeltee verrühren und täglich dreimal eine Tasse davon trinken, bis der Durchfall aufhört" (vgl. Anne Simons, Das Schwarzkümmel-Praxisbuch, Scherz-Verlag, Bern/München/Wien 1997, S. 219).

Ekzem

Unter einem Ekzem versteht man einen flächig geröteten Hautausschlag, der durch eine Überempfindlichkeitsreaktion des Immunsystems hervorgerufen wird und meist unangenehm juckt. Schwarzkümmel-Experten empfehlen, mit Ozon angereichertes Schwarzkümmelöl direkt auf die Haut aufzutragen. Ozonisierung bedeutet, daß der Schwarzkümmel längere Zeit durch eine chemisch leicht veränderte Form von Sauerstoff hindurchgeperlt wird. Nahezu alle naturheilkundlichen Praxen führen eine solche Ozonisierung durch – Selbstherstellung ist nicht möglich! Die bekannte Köchin und Foodjournalistin Christine Selius hat eine Schwarzkümmelcreme entwickelt, die – mehrmals täglich auf die betroffenen Hautstellen aufgetragen – bereits nach wenigen Tagen zuverlässig gegen Ekzeme hilft, die selbst gegen Kortisonsalben und Penicilline resistent waren.

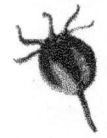

Spezialrezept

Zwei Gläser Apfelessig und ein Glas feingemahlenen Schwarzkümmel gut verrühren und die so entstandene Flüssigkeit etwa sechs Stunden ziehen lassen. Anschließend die Mischung durch eine Kompresse filtern und 24 Stunden stehenlassen. Die abgesetzte Flüssigkeit vorsichtig abgießen und das zurückgebliebende Sediment im Verhältnis 1:1 mit Schwarzkümmelöl mischen.

Siehe auch Hauterkrankungen und Neurodermitis.

Erkältungskrankheiten, Schnupfen, Grippe

Infekte der oberen Atemwege sind zwar meist relativ harmlos und verschwinden nach ein bis zwei Wochen wieder, aber sie sind doch überaus lästig und schwächen den Organismus. Schwarzkümmel kann zwar Erkältungskrankheiten, Schnupfen und grippale Infekte nicht kurieren, er trägt aber – im Verbund mit anderen vorbeugenden Maßnahmen – bei längerfristiger konsequenter Einnahme entscheidend dazu bei, das Immunsystem so zu stärken, daß der Körper besser mit Viren fertig wird. Hervorragend hat sich auch ein Wasserdampf-Inhalat mit Schwarzkümmel bewährt. Siehe auch Bronchialasthma.

Gelenkerkrankungen

Jeder zweite Frührentenantrag in Deutschland wird aufgrund einer Gelenkerkrankung gestellt. Wir bewegen uns zu wenig. Und wenn doch, dann häufig nicht richtig. Mit anderen Worten: Wir überlasten unsere Gelenke, weil wir sie fehlbelasten – beim Joggen, beim Tennis, am Arbeitsplatz. Das führt mit der Zeit zu Verschleißerscheinungen.

Gelenkerkrankungen können die verschiedensten Ursachen haben. Stark beanspruchte oder einseitig belastete Gelenke bewirken ebenso Schmerzen wie entzündete. Wohltuend und lockernd auf das umliegende Muskelgewebe wirkt meist eine sanfte Massage mit leicht angewärmtem Schwarzkümmelöl, dem die gleiche Menge Schwarzkümmelsamen beigemischt wird. Liegt ein entzündlicher Prozeß zugrunde (Arthritis oder Rheuma), sollte die Creme so kühl aufgetragen werden, wie der Patient es verträgt. Meist werden sanft kreisende Streichbewegungen am angenehmsten empfunden.

Hauterkrankungen

Da Schwarzkümmel mit seiner idealen Wirkstoffkombination dem Körper die wichtigen essentiellen Fettsäuren zuführt, wirkt er günstig auf die Hautfunktionen. Eine pflegende Hautcreme mit Schwarzkümmel können Sie selbst leicht herstellen (Rezept siehe Ekzem). Außerdem sollten Sie Ihrem Badewasser zukünftig einige Eßlöffel Schwarzkümmelöl hinzufügen.

Ein Sonderfall ist die Akne, die vornehmlich, aber keineswegs nur Jugendliche trifft. Sie entsteht einerseits durch eine besonders starke Talgabsonderung und andererseits durch eine Verstopfung der überaktiven Talgdrüsen, wobei die Stimulierung der Talgsekretion auf die ausgeschütteten Geschlechtshormone zurückgeht. Ob auch Schokolade,

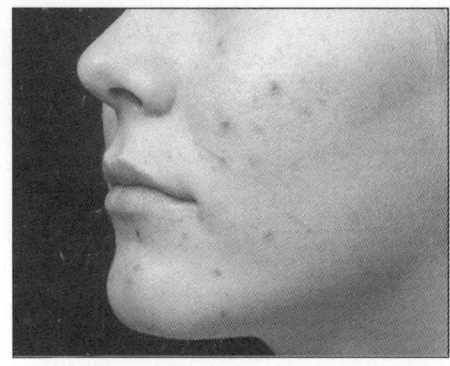

Meeresfische, Käse, Butter, Mandeln und Nüsse eine Rolle spielen, ist noch nicht definitiv geklärt. Tatsache ist aber, daß durch die Einnahme von Schwarzkümmelöl sich in vielen Fällen schon nach zwei bis drei Wochen das Beschwerdebild deutlich bessert. Mit regelmäßig aufgetragener Schwarzkümmelcreme können Sie dem Traum von einer makellosen Haut näherkommen.

Abb. 10:
Haut-
erkrankung

Hier noch ein Zusatz-Tip: Verwenden Sie zusätzlich Zinkorotat (besser als Zinksalbe bekannt). Es hat auf die entzündlichen Pusteln eine sehr günstige Wirkung und trägt in Verbindung mit Schwarzkümmel viel zur Ausheilung bei.

Heuschnupfen

Siehe Allergie

Husten

Husten an sich ist keine Krankheit, sondern ein Symptom, so daß immer die zugrundeliegende Krankheit primär behandelt werden muß. Man kann grundsätzlich zwischen Raucher-, Keuch- und Reizhusten unterscheiden. Je nach Ursache wird der Arzt entsprechende Maßnahmen ergreifen. Mit Schwarzkümmel können Sie Husten lindern; denn dieser hat hat eine gefäßerweiternde Wirkung und fördert die Sekretion. Dadurch wird das Abhusten erleichtert. Auch das bereits mehrfach erwähnte Schwarzkümmel-Inhalat stillt den Hustenreiz.

Hustentee mit Schwarzkümmel

Füllen Sie einen Eßlöffel feingemahlenen Schwarz-kümmel, einen Teelöffel Süßholz, einen Teelöffel Eibischwurzel, einen Teelöffel Isländisch Moos, einen Teelöffel Spitzwegerich, einen Teelöffel Anis und einen Teelöffel Kamille oder Pfefferminze (oder aber eine entsprechende Hustentee-Mischung) in eine große Tasse und brühen sie mit kochendem Wasser auf.
Lassen Sie den Tee zehn Minuten ziehen und geben Sie je nach Geschmack noch Honig hinzu. Der Honig verstärkt noch die entzündungshemmende Wirkung der Schwarzkümmel-Hustentee-Mischung.
In der akuten Phase sollten Sie mindestens drei bis vier Tassen pro Tag trinken.

Krebs

siehe Tumorerkrankung

Magen-Darm-Probleme

Die renommierte medizinische Fachzeitschrift „The Lancet" berichtet von einer aufsehenerregenden Studie, bei der im John Hokins Hospital von Baltimore Kinder und Jugendliche mit ausgeprägten Magen-Darmstörungen mit speziellen Milchsäurebakterien und Schwarzkümmel behandelt wurden, während eine Kontrollgruppe normal therapiert wurde. Das Ergebnis: Die mit Bakterien und Schwarzkümmel behandelten Patienten wurden schneller gesund (vgl. Saavedra, Jose M./Baumann, Nancy A./Oung, Irene, Perman, Jay A./Yolken, Robert H., Feeding of *Bifidobacterium bifidum* and *Streptococcus thermophilus* to infants in hospital for prevention of diarrhoea and sheeding of rotavirus, 15. Oktober 1994, S. 1046-1049)

Laut Dr. Peter Schleicher können Magen-Darm-Beschwerden wie beispielsweise Sodbrennen, Magendrücken, Völlegefühl, Bauchgrimmen, Durchfälle und Verstopfung folgendermaßen erfolgreich behandelt werden:

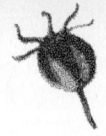 ## Spezialrezept

„Erwärmen Sie ein halbes Glas Milch und rühren Sie zwei Eßlöffel flüssiges Schwarzkümmelöl hinein. Außerdem fügen Sie einen Eßlöffel Honig hinzu. Rühren Sie kräftig um, bis sich die Zutaten in der Milch gelöst haben. Trinken Sie dreimal täglich vor den Mahlzeiten diese Schwarzkümmelmilch. Ihr Magen-Darm-Trakt wird sich rasch wieder beruhigen, und die Beschwerden werden verschwinden" (Schleicher, Peter/Saleh, Mohamed, Natürlich heilen mit Schwarzkümmel, Südwest Verlag, München 1996, S. 92).

Professor Dr. Hildebert Wagner vom Institut für Pharmazeutische Biologie in München erklärt die hervorragende Wirkung von Schwarzkümmel bei Magen-Darm-Problemen wie folgt: „Schwarzkümmel enthält viele hochwertige ätherische Öle und ungesättigte Fettsäuren, die die Verdauung fördern und Magen- und Darmprobleme lindern können, weil sie möglicherweise dazu beitragen, den Darm zu entgiften."

Neurodermitis

Neurodermitis ist eine anlagebedingte Ekzemerkrankung, die vor allem im Kindesalter auftritt, aber bis über das dreißigste Lebensjahr hinaus anhalten kann. Im weiteren Verlauf kommen zu den bisweilen sehr quälenden Hauterscheinungen häufig Heuschnupfen und eine allergische Bindehautentzündung dazu, gelegentlich auch allergisches Bronchialasthma. Typisches Symptom ist der andauernde Juckreiz. Auf der Haut zeigen sich unscharf begrenzte entzündliche Verdickungen mit kleinsten Bläschen und blutenden Knötchen. Vegetative Störungen wie verminderte Schweiß- und Talgdrüsenproduktion können die Erkrankung begleiten.

Schwächung der Haut durch Anithistaminika und Kortison

Die Schulmedizin verabreicht in der akuten Phase sogenannte Antihistaminika, die entzündungshemmend wirken und den Juckreiz lindern. Zusätzlich wird auf die erkrankte Hautstelle Kortison aufgetragen, was allerdings langfristig die Haut noch mehr schwächt. Professor Dr. Michael Meurer von der Münchener Dermatologischen Klinik rät zu einem anderen Therapieansatz: „Pflanzenöle, also auch Schwarzkümmel, wirken bei Asthma, aber auch bei Neurodermitis."

Die Medizinjournalistin Christine Selius berichtet von Fällen, in denen mit folgendem Rezept für ein Hautöl eine Linderung der Beschwerden erzielt werden konnte:

1 Erhitzen Sie drei Eßlöffel Schwarzkümmelöl in einer Pfanne auf dem Herd.

2 Rühren Sie drei Eßlöffel gemahlenen Schwarzkümmel in das erhitzte Öl und backen Sie das Gemisch langsam aus.

3 Gießen Sie das Schwarzkümmelöl durch ein Sieb ab und lassen Sie es abkühlen.

Stellen Sie das Öl in den Kühlschrank und tragen Sie es dreimal täglich dünn auf die betroffenen Hautstellen auf. Je kühler das Öl ist, desto besser lindert es den Juckreiz. Machen Sie eventuell auch Umschläge mit einem Baumwolltuch (das vermeidet Flecken auf der Kleidung).

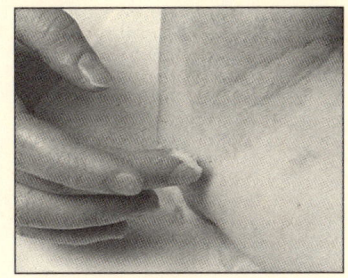

Abb. 11:
Neuro-
dermitis-
Behandlung

Nierensteine

Die Häufigkeit von Nierensteinleiden hat in den letzten Jahrzehnten drastisch zugenommen. Mit einem Anteil von etwa vier Prozent zählen sie heute zu den modernen Wohlstandskrankheiten. Jährlich erkranken in Deutschland etwa 200.000 Menschen an einem Harn- oder Nierensteinleiden. Schuld daran ist vor allem die moderne unausgewogene, ballaststoffarme Ernährung. Dazu kommen erbliche und konstitutionsbedingte Veranlagungen, Streß und Bewegungsmangel. Auch der Mißbrauch von Medikamenten und Genußmitteln (Alkohol und Zigaretten) fördert die Bildung von Harn- und Nierensteinen. Die typische Nierenkolik ist ein sehr schmerzhaftes Ereignis. Während einer Kolik kann es zu Erbrechen und sogar zum Darmstillstand kommen. Es gibt aber auch den symptomlosen, ruhenden Nierenstein, zum Beispiel als sogenannten ruhenden Nierenbeckenausgußstein. Er ist sehr gefährlich, weil er nahezu unbemerkt das ganze Nierenhohlsystem ausfüllen, das Nierengewebe zerstören und so zum funktionellen Nierenversagen führen kann, was oft nicht bemerkt wird. Dr. Peter Schleicher empfiehlt: „Wenn Sie unter einem Nierenstein leiden, mischen Sie einen Teelöffel fein-gemahlenen Schwarzkümmel, zwei Eßlöffel Honig und eine kleine Knoblauchzehe in einem Schälchen gut durch. Nehmen Sie etwa 20 Tagen lang jeweils vor dem Frühstück einen Eßlöffel dieser Mischung ein." Eine andere Möglichkeit, die weiteren Koliken wirkungsvoll vorbeugen kann, ist ein Nierenwickel mit angewärmtem Schwarzkümmelöl. Dauer: etwa 20 bis 25 Minuten (mindestens zwei, maximal sechs Wochen lang).

Rheuma

Siehe Gelenkerkrankungen

Schlafstörungen

Überlastung des vegegativen Nervensystems

Einschlaf- und Durchschlafstörungen können viele Ursachen haben. Meist sind sie aber ein Streßsymptom unserer hektischen Zeit, das heißt, es liegt (noch) keine Krankheit im medizinischen Sinne vor. Allerdings können durch Schlafstörungen, wenn sie über einen längeren Zeitraum anhalten, Krankheiten entstehen. Auch Kinder und Jugendliche finden heute häufig nachts keinen Schlaf, weil sie tagsüber mit allen möglichen Terminen zugedeckt sind; das vegetative Nervensystem der meisten modernen Menschen ist durch beruflichen und privaten Streß (nicht zu vergessen ist der Freizeitstreß!) so sehr überladen, daß es auch nachts nicht mehr zur Ruhe kommt. Vor allem die Tiefschlafphasen sind für die Erholung besonders wichtig. Wenn Sie unter streßbedingten Schlafstörungen leiden, sollten Sie als erstes versuchen, physische Ursachen (z. B. Bluthochdruck) oder psychische Belastungen (z. B. Streß, seelische Belastung) in den Griff zu bekommen. Unterstützend dazu empfiehlt sich dreimal täglich der Genuß einer Tasse Schwarzkümmeltee (Rezept siehe Seite 51) – das beruhigt das überlastete Nervenkostüm und beugt Folgeschäden vor.

Tumorerkrankung

Daß Tumorerkrankungen nie ohne fachmännische Hilfe selbst behandelt werden dürfen, ist selbstverständlich. Allerdings

kann jeder Patient selbst einiges dazu beitragen, die oft lang-
wierige und kräftezehrende Therapie besser zu überstehen.
In erster Linie wird es darauf ankommen, das aus dem Gleichgewicht geratene Immunsystem wieder zu stabilisieren, um
eventuelle Rückfälle zu vermeiden. Schwarzkümmel ist nach
Ansicht mancher naturheilkundiger Experten neben den Enzymen und der Mistel eines der wichtigsten natürlichen Mittel zur begleitenden Tumorvorbeugung und -behandlung.
Angesehene amerikanische Wissenschaftler der *University
of Arizona* haben zudem herausgefunden, daß Schwarzkümmel nicht nur die Produktion der Immunzellen und die
Bildung von Knochenmarkszellen fördert, sondern auch bei
der Auflösung von Immunkomplexen durch die Enzyme
mithilft. Und im *Journal of Clinical Oncology 5 (1987)* ist
u.a. nachzulesen: „Die hochdosierte Einnahme von Schwarzkümmel erlaubt eine gute Prognose bei bestimmten Krebsarten." Und der Ägypter N. Salomi stellt in den *Cancer Letters
63/1 (1992)* fest: „Schwarzkümmel hilft mit, die Ausbrei-
tung von Krebs zu hemmen."

Alles in allem kann man feststellen: Die Anti-Krebs-Wirkung
von hochkonzentriertem Schwarzkümmel wurde experimen-
tell nachgewiesen. Ob dieses Ergebnis aber einen Druchbruch
in der Krebsforschung darstellen kann, ist doch zumindest
sehr fraglich. Dennoch kann Schwarzkümmel vorbeugend
in jedem Fall gute Dienste leisten.

*Stabilisierung
des aus dem
Gleichgewicht
geratenen
Immunsystems*

Krankheiten von A bis Z

Auf einen Blick: 8 Fragen und Antworten zu Schwarzkümmel

1. Was ist Schwarzkümmel?

Schwarzkümmel ist weder ein Medikament noch ein homöopathisches Arzneimittel, sondern eine vielseitige Gewürzpflanze aus der Gattung der Hahnenfußgewächse. Schwarzkümmel ist ein gesundes Nahrungsergänzungsmittel, das vor allem durch seinen hohen Gehalt an ungesättigten Fettsäuren für den menschlichen Organismus wertvoll ist.

2. Seit wann kennt man Schwarzkümmel?

Schwarzkümmel ist seit etwa 3000 Jahren bekannt und wurde lange Zeit hauptsächlich in Asien und im Orient verwendet. Schon die Pharaonen schwörten auf Schwarzkümmelöl. Dessen Zusammensetzung ist von Natur aus so optimal, daß der Organismus über den Stoffwechsel davon in sehr breitem Ausmaß profitiert. In vielen islamischen Ländern ist Schwarzkümmel bis heute fester Bestandteil jeder Hausapotheke.

3. Wie wirkt Schwarzkümmel?

Schwarzkümmel ist mit Sicherheit kein Wundermittel im wortwörtlichen Sinne. Aber er wirkt. Seine Wirkung beruht darauf, daß er das Immunsystem harmonisiert und stabilisiert. Die im Schwarzkümmel reichlich enthaltenen ungesättigten Fettsäuren helfen bei der Synthese wichtiger hormonähnlicher immunregulatorischer Substanzen mit und sind somit indirekt am Funktionieren des Immunsystems beteiligt.

4. Ist Schwarzkümmel ein Arzneimittel?

Eindeutig nein. Schwarzkümmel kann auch nicht als Naturheilmittel im engeren Sinne bezeichnet werden. Allerdings wirkt sich eine längerfristige konsequente Nahrungsergänzung mit Schwarzkümmelöl positiv auf das Verdauungs- und das Immunsystem aus – das ist empirisch eindeutig erwiesen.

5. Inwieweit ist Schwarzkümmel schon wissenschaftlich erforscht?

Einige angesehene amerikanische Forschungslabors wie das

Hilton Head Islang in South Carolina oder das Cancer Immuno-Biology Laboratory haben Schwarzkümmel empirisch erforscht. Den Wissenschaftlern gelang dabei der experimentelle Nachweis, daß Schwarzkümmelöl unter anderem immunregulatorisch und entkrampfend wirkt. In Deutschland ist die Erforschung von Heilpflanzen – verglichen mit den USA – noch in den Kinderschuhen. Der Schwerpunkt liegt hier vor allem auf dem Gebiet der Allergieforschung. Einer empirischen Studien zufolge sind in bis zu 90 Prozent aller Allergiefälle deutliche Besserungen zu verzeichnen.

6. Ist zuviel Schwarzkümmelöl schädlich?

Eindeutig nein. Viele Fachleute empfehlen als Tagesdosis eine Menge von 2 x 500 mg. Auch höhere Mengen sind gut verträglich und absolut unschädlich. Allenfalls ist ein leichtes Aufstoßen möglich, das allerdings nach ein paar Tagen der Gewöhnung wieder verschwindet.

7. Wie kann man Schwarzkümmel in der Küche einsetzen?

Schwarzkümmel ist durch seine orientalische Würze eine Köstlichkeit für Feinschmecker. Fleischgerichte kann man aufwerten, indem man das Fleisch in Öl – am besten Olivenöl – anbrät und zusätzlich etwas Schwarzkümmelöl in die Pfanne gibt. Dem Salatdressing können Sie etwas Schwarzkümmel beimischen – es schmeckt dann aromatischer und ist obendrein auch noch gesünder. In Salz und Essig eingelegtes Gemüse wird durch ein paar Handvoll beigemischtem Schwarzkümmel länger haltbar (antibakterielle Wirkung von Schwarzkümmel). Schwarzkümmel ist außerdem auch als Brotgewürz geeignet (in den Teig mischen oder vor dem Backen eine Prise oben draufstreuen).

8. Hat Schwarzkümmel einen kosmetischen Nutzen?

Schwarzkümmel eignet sich ausgezeichnet zur Hautreinigung und -pflege. Zur Revitalisierung strapazierter Haut massiert man das Öl einige Minuten sanft ein; als Badezusatz nimmt man fünf Milliliter Schwarzkümmelöl (zweimal pro Woche). Auch als natürliches Haartonikum hat sich Schwarzkümmel bewährt – am besten in Verbindung mit Biotin (auch als Vitamin H bekannt), das die Kopfhaut und die Haarwurzeln aktiviert.

Beliebte Feinschmeckerrezepte mit Schwarzkümmel

Schwarzkümmel eignet sich in der Küche ideal zum Experimentieren und als Pfefferersatz, da er ein feines Aroma hat und weniger scharf ist als Pfeffer. Besonders gut ergänzt das Gewürz Koriander, Piment, Bohnenkraut und Thymian. In Griechenland und in der Türkei werden Brote und herzhafte Gebäckvarianten mit Schwarzkümmel bestreut. Schwarzkümmel entfaltet ein leicht nussiges Aroma, wenn man ihn vor seiner Verwendung leicht anröstet. Wenn man die ganzen Samen kurz vor der Zugabe an eine Speise im Mörser quetscht oder in der Pfeffermühle grob mahlt, wird das ätherische Öl besser freigesetzt; dadurch kann eine intensivere Wirkung erzielt werden. Fein mahlen kann man die harten Schwarzkümmelsamen in der elektrischen Kaffeemühle oder im Mixer.

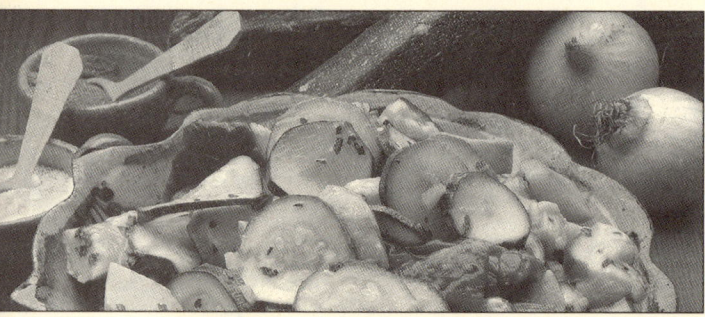

Abb. 12:
Leckere Gerichte
mit Schwarz-
kümmel

Wichtig: *Legen Sie von dem feinen Schwarzkümmelpulver keine größeren Vorräte an, da sich die ätherischen Öle schnell verflüchtigen und der Schwarzkümmel an Wirkung und Würzkraft verliert! Bei der Lagerung sollten Sie darauf achten, daß Sie einen Vorrat immer innerhalb von wenigen Monaten aufbrauchen. Um Verluste an ätherischen Ölen zu vermeiden, sollte man Schwarzkümmel immer in dicht schließenden Behältnissen aus Metall oder Glas lagern. Dagegen sind Plastiktüten oder Plastikgefäße nicht geeignet, da der Kunststoff mit der Zeit das ätherische Öl absorbiert und es dadurch verlorengeht.*

FLADENBROT MIT SCHWARZKÜMMEL

Zutaten

300 g Weizen
350 g Dinkel
30 g Hefe
350 ml lauwarmes Wasser
1 Eigelb
1 EL Wasser
etwas Öl für die Backbleche
1 TL Brotgewürz
1 TL Salz (z. B. Würzmischung oder Meersalz)
3-4 EL Schwarzkümmel

Kalorien: 273 kcal/1145 kJ

Zubereitung

1 Mahlen Sie den Weizen, den Dinkel und das Brotgewürz und rühren Sie anschließend das Salz darunter. Gut vermischen.

2 Gießen Sie das Wasser in eine Schüssel und lösen Sie die Hefe darin auf. Fügen Sie die Mehlmischung hinzu und kneten Sie alles gut durch. Decken Sie den Teig mit einem Tuch ab und lassen Sie ihn an einem warmen Ort auf doppeltes Volumen aufgehen.

3 Anschließend nochmals gut durchkneten und ihn in mehrere gleichgroße Stücke teilen. Rollen Sie jedes Teigstück zu einem Fladen von ca. 15 Zentimeter Durchmesser aus und legen Sie die Fladen auf leicht gefettete Backbleche.

4 Verrühren Sie das Eigelb mit Wasser und bestreichen Sie damit die Fladen. Zum Schluß streuen Sie den Schwarzkümmel darüber.

5 Heizen Sie den Backofen auf 180 Grad vor und backen Sie die Fladenbrote in ca. 20 Minuten knusprig heraus.

Tip: Streuen Sie etwas Schwarzkümmelsamen (gemahlen oder ungemahlen) auf das selbstgemachte Brot!

INDISCHER PAPRIKA-KARTOFFEL-TOPF

Zutaten

500 g bunter Paprika-Mix
300 g Zwiebeln
600 g festkochende Kartoffeln
200 g Sahne
4 TL Ölivenöl
2 TL Schwarzkümmel
½ TL gemahlenes Kumin
½ TL Cayennepfeffer
1 EL Schnittlauch
1 TL Kräuter- oder Meersalz

Kalorien: 245 kcal/1028kJ

Zubereitung

1 Putzen Sie die Paprika, die Zwiebeln und die Kartoffeln und schneiden Sie sie in etwa gleichgroße Würfel.

2 Erhitzen Sie das Olivenöl und braten Sie zuerst die Zwiebeln, dann die Kartoffeln und die Paprika an. Fügen Sie eventuell etwas Wasser hinzu und garen Sie alles. Mehrmals umrühren.

3 Geben Sie anschließend die Sahne und die restlichen Zutaten zu und lassen Sie alles bei ausgeschalteter Herdplatte einige Minuten ziehen.

SCHWARZKÜMMELTEE

Der Tee riecht und schmeckt nicht nur angenehm aromatisch, sondern er hat auch vielfältige wohltuende Wirkungen. Er beruhigt vor allem das vegetative Nervensystem und lindert Blähungen.

Zutaten

1 l Wasser
1 Glas Schwarzkümmelsamen

Zubereitung

1 Mörsern Sie den Schwarzkümmel grob und geben Sie ihn in eine vorgewärmte Teekanne.

2 Bringen sie das Wasser zum Kochen, lassen Sie es etwa eine Minute abkühlen und überbrühen Sie damit den Schwarzkümmelsamen.

3 Lassen Sie den Tee zugedeckt etwa zehn Minuten ziehen.

Tip: Um Schwarzkümmelkaffee zuzubereiten, geben Sie auf sechs Löffel Kaffeepulver einen Löffel feingemahlenen Schwarzkümmelsamen (kann nach Geschmack variiert werden!). Idealerweise mahlen Sie den Schwarzkümmelsamen zusammen mit den Bohnen.

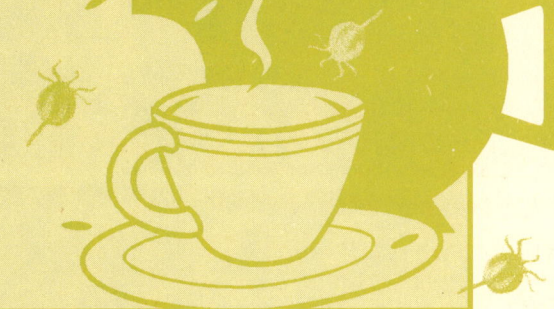

Rezepte

SCHWARZKÜMMEL-BIRNEN-TRUNK

Der Drink ist ein hervorragender Durstlöscher und beruhigt außerdem den Magen-Darm-Trakt.

Zutaten

1 Birne
1 EL feingemahlener Schwarzkümmelsamen
1 EL feingemahlene Süßholzwurzel
1 EL Honig

Zubereitung

1 Schneiden Sie die Birne in Viertelstücke (nicht schälen!) und stechen Sie anschließend mit einem spitzen Messer die Kerne heraus.

2 Pürieren Sie die Frucht mit Schale im Mixer.

3 Geben Sie den Schwarzkümmelsamen, den Honig und das Süßholz in die Masse.

4 Pürieren Sie abschließend alles nochmals kurz.

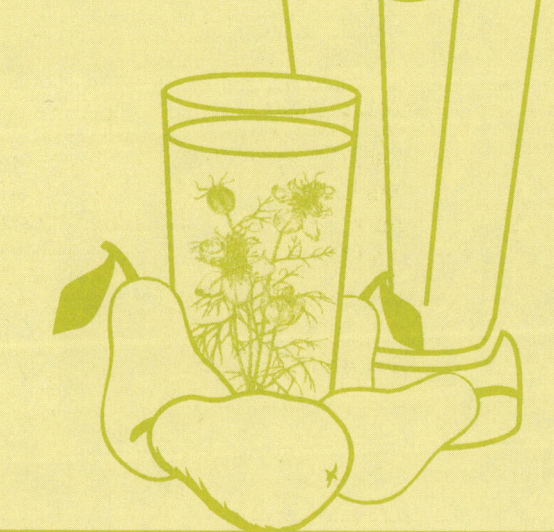

SCHWARZKÜMMELSIRUP

Zutaten

2 EL Schwarzkümmelöl
2 EL Schwarzkümmelsamen
1 EL Gelee Royal

Zubereitung

1 Wärmen Sie das Schwarzkümmelöl in einer Pfanne leicht an.

2 Mahlen Sie den Schwarzkümmelsamen fein und mischen Sie ihn in das warme Öl. Gründlich verrühren.

3 Rühren Sie das Gelee Royal darunter und lassen Sie die Creme abkühlen.

4 Füllen Sie den Sirup in ein dunkles Schraubglas ab und bewahren Sie es trocken und kühl (aber nicht im Kühlschrank!) auf.

SCHWARZKÜMMEL ALS GEWÜRZ

Schwarzkümmel paßt ausgezeichnet zu Soßen und Suppen, Backwaren (zum Bestreuen!), Gemüse aller Art (Hülsenfrüchte, Auberginen, Tomaten, Pilze, Zucchini, Paprika, Gurken), Salaten und Fleisch.

Außerdem verhindert Schwarzkümmel als Gewürz ein vorzeitiges Verderben der Speisen. Das Öl tötet Hefen und Schimmelpilze und wirkt so als natürliches Konservierungsmittel.

Zum guten Schluß

→ **Alphabetisches Fachwortregister**

Antihistaminika: Stoffe, die, die Produktion des Gewebshormons Histamin verhindern – es entsteht vor allem bei allergischen Hauterkrankungen und Strahlenschäden in großer Menge.

Antioxidantien: Ein Überschuß an freien Radikalen (s. dort) schädigt unseren Organismus durch Oxidation (Vereinigung von Elementen oder Verbindungen mit Sauerstoff). Antioxidantien sind Wirkstoffe, die diese Oxidation abwehren, so die Vitamine A, C, E und das Spurenelement Selen. Eine zusätzliche Einnahme von Antioxidantien wird von vielen Fachleuten empfohlen.

dyspeptisch: schwer verdaulich, schwer verdauend

Enzyme: „Zündfunken" des Lebens, die in jeder Sekunde den wesentlichen Teil unserer Stoffwechselvorgänge regeln. Enzyme, die zusätzlich verabreicht werden und/oder in natürlichen Bienenprodukten enthalten sind, beugen nicht nur wirksam Erkrankungen vor, sondern lindern auch bestehende Beschwerden. Garantiert nebenwirkungsfrei.

Fettsäuren, ungesättigte: Sind im Organismus für die Zellentwicklung, das Zellwachstum und die Zellregeneration unverzichtbar. Sie sorgen für Elastizität in den Zellwänden, regeln den Cholesteringehalt im Blut, tragen zur Senkung des Blutdrucks bei und mindern das Risiko für die Entstehung von Arteriosklerose. Weil der Körper sie nicht selbst herstellen kann, müssen sie über die Nahrung aufgenommen werden.

Freie Radikale: Reaktionsfreudige, sauerstoffhaltige chemische Verbindungen, die das Immunsystem schädigen. Sie werden durch Vitamine, Enzyme und das Spurenelement Selen unschädlich gemacht.

Immunkomplex: Eine Ansammlung von Krankheitserregern, die das Immunsystem zwar ausgeschaltet, aber noch nicht ausgeschieden hat. Damit sie ausgeschieden werden können, müssen ausreichend Vitamine und Enzyme im Organismus vorhanden sein.

Linolsäure (auch Leinölsäure): Ungesättigte Fettsäure mit Vitamincharakter sowie großer Bedeutung für einen geregelten Stoffwechsel.

Lymphozyten: Weiße Blutkörperchen, die in den Lymphknoten gebildet werden – eine Art „Immunpolizei".

Makrophagen: Freßzellen, die befähigt sind, belebte und unbelebte Fremdkörper in sich aufzunehmen, zu vernichten oder wegzutransportieren. Sie stehen im Dienste der Krankheitsabwehr.

Mineralien/Mineralstoffe: Für den Auf- und Abbau von Körpersubstanz und Zellen unentbehrliche Substanzen (wasserlöslich). Ein Mangel an Mineralstoffen führt zu schneller Ermüdbarkeit und Reizbarkeit.

Prostaglandine: Gewebshormone, die in unterschiedlichen Körpergeweben (v. a. in der Prostata) gebildet werden – daher der Name. Sie wirken vielfältig in außerordentlich kleinen Konzentrationen, z. B. gefäßerweiternd oder entzündungshemmend. Über die Prostaglandine werden die ungesättigten Fettsäuren zu Schutzmitteln für Herz und Kreislauf umgewandelt.

Zum guten Schluß

→ **Weiterführende Literatur:**

- Abdel-Aal, E./Attia, R., Characterization of Black cumin (Nigella sativa) seeds, 1: Chemical composition and lipids, 2: Proteins, in: Alexandria Science Exchance 14/4 (1993).

- Abou Basha, L./Rashed, M./Aboul-Enein, H., Thymoquinone in Black Seed Oil (Nigella sativa Linn) and Identification of Dithymoquinone and Thymol, in: Journal of liquid chromatography 18/1 (1995).

- Agarwal, R./Kharya, M./Shrivastava, R., Antimicrobial Anthelmintic Activites of the Essential Oil of Nigella Sativa Linn, in: Indian Journal of Exploring Biology 17 (1979).

- Beddies, Tanja, Schutz durch die Blume, in: Vital 8 (1997), Hamburg 1997.

- Dandik, L./Aksoy, H., Applications of Nigella-Sativa Seed Lipase in Oleochemical Reactions, in: Enzyme and Microbioal Technology 19/4 (1994).

- Dorsch, Walter/Schmidt, O., Antiasthmatic effects of Gamma-linoletic acid, in: Allergo-Journal 4 (1995) MMV Medizin Verlag, München.

- Elkadi, A./Kandil, O., The Black Seed Nigella Sativa and Immunity. Its effetcs on human cell subsets, in: Federal Products 45/4 (1987).

- Elsayed, A./Hussiney, H./Yasa, A., Die Bestandteile von Schwarzkümmelöl, in: Deutsche Lebensmittel-Rundschau 93/5 (1997).

- El Tahir, K./Ashour, M./Al-Harbi, M., The respiratory effects of the volatile oil of the black seed (Nigella sativa) in guinea-pigs: elucidation of the mechanism(s) of action, in: General Pharmacology 24/5 (1993).

- Haq, A./Remo, N./Alsedairy, S., Fractionation of Black Seed (Nigella Sativa Linn) Proteins by using Rotofor, in: Journal of liquid chromatography & related technologies 19/4 (1996).

- Haq, A./Abdullatif, M./Lobo, P./Khabar, K., Nigella sativa: effect on human lymphocytes and polymorphonuclear leukocyte phagocytic activity, in: Immunopharmacology 30/2 (1995), New York.

- Hasan, Choudhury M. Ahsan, Monira et. al, Vitro Antibacterial Screening of the Oil of Nigella Sativa Seeds, in: Journal Botanic 12/2 (1989), S. 171-174, Bangladesh 1989.

- Hilton Head Island (Hrsg.), Study of Nigella sativa on Humans, University of South Carolina, South Carolina 1990.

- Houghton, Peter J./Zarka, Rema/le las Heras, Beatriz/Hoult, J.R.S, Fixed Oil of Nigella sativa and derived Thymoquinone inhibit Eicosanoid Generation in Leukocytes and Membrane Lipid Peroxidation, in: Planta Med. 61 (1995), Thieme Verlag, Stuttgart/New York.

- Institut zur Erforschung neuer Therapieverfahren chronischer Krankheiten und Immunologie (Hrsg.), Schwarzkümmelöl. 10 wichtige Fragen zum Thema Nahrungsergänzung mit Schwarzkümmelöl, München 1994.

- Keshri, G./Sigh, M./Lakshmi, V./Kamboy, V., Post-Coital Contraceptive Efficacy of the seeds of Nigella Sativa in Rats, in: Indian Journal of Physiology and pharmacology 39/1 (1995).

- Khanna, T./Zaidi, F./Dandija, P., CNS and analgesic studies on Nigella sativa, in: Fitotherapia 64/5 (1993).

- Medenica, Rajko, Use of Nigella sativa to increase immune function, Hilton Head Island, South Carolina 1996.

- Medenica, Rajko/Alonso, K./Huschart, T./Tyler, K., Tumor Issue Culture for Determining Efficient Drug for Intra-Arteirial, Intra-Hepatic Chemotherapy of Colon Carcinoma Liver Metastasis. Abstract presented at Conference on Combining BRM with Cytotoxic in the Treatment of Cancer, South Carolina 1990.

- Merkel, D./Dressler, L./McGuire, W. Flow Cytometry Cellular DNA Contens and Prognosis in Human Malignancy, in: Journal of Clinical Oncology 5 (1987).

- Nergiz, C./Oetles, S., Chemical composition of Ligella sativa Linn seeds, in: Food Chemistry 48/3 (1993).

- Rao, T. Siva Sankara/Nigam, S.S., Chemical and antimicrobial examination of the essential oil from the seeds of Nigella sativa, in: Indiam Perfum 22/4 (1978).

Zum guten Schluß

- Saavedra, Jose M./Baumann, Nancy A./Oung, Irene, Perman, Jay A./Yolken, Robert H., Feeding of *Bifidobacterium bifidum* and *Streptococcus thermophilus* to infants in hospital for prevention of diarrhoea and sheeding of rotavirus, 15. Oktober 1994.

- Salomi, N./Nair, S./Jayawardhanan, K./Varghese, C./ Panikkar, K., Antitumour Principles from Nigella Sativa Seeds, in: Cancer Letters 63/1 (1992).

- Salomi, N./Nair, S./Panikkar, K., Inhibitory Effects of Nigella Sativa ans Saffron (Crocus Sativus) on Chemical Carcinogenesis in Mice, in: Nutritition and Cancer 16/1 (1991).

- Schleicher, Peter/Bannasch, Lutz, Allergiebehandlung mit immunologisch wirksamem Pflanzensamenöl (Schwarzkümmelöl), in: Notabene Medici. Journal für Ärzte 24 (Oktober/November 1994), notamed Verlag, Bad Homburg/Melsungen 1994.

- Schleicher, Peter/Saleh, Mohamed/Wagner, Hans, Natürlich heilen mit Schwarzkümmel. Erkrankungen der Haut, der Atemwege und der Gelenke sowie Infektionen und Allergien wirksam behandeln mit Samen und Öl des Schwarzkümmelstrauchs, Südwest Verlag, München 1996.

- Selius, Christine, Schwarzkümmel. Die 50 besten Rezepturen mit Samen und Öl des Schwarzkümmelstrauchs, Südwest Verlag, München 1997.

- Simons, Anne, Das Schwarzkümmel-Praxisbuch. Allergien, Abwehrschwäche und Infektionen natürlich vorbeugen, Scherz-Verlag, Bern/München/Wien 1997.

- Steinmann, A./Schätzle, M./Agathos, M./Breit, R., Allergische Kontakt-Dermatitis nach gelegentlichem Schwarzkümmelgebrauch, in: Contact Dermatitis 36/5 (1997), München 1997.

- Ulmer, Günter A., Heilende Öle, in: Natur und Heilen 8 (1997), München 1997.

- Wagner, Hans, Schwarzkümmelöl. Ein neues Naturprodukt gegen Allergien. Darmreinigung mit Pflanzenkraft, in: Natur und Heilen 10 (1996), München 1996.

- Wagner, Hans, Krebs mit Schwarzkümmelöl vorgebeugt. Uraltes Naturmittel von der High-Tech-Medizin neu entdeckt, in: Die Welt, 14.9.1995, Hamburg 1995.

- Zytognost, Immunbiologisches Labor: Der Einfluß von Nigella Sativa (Schwarzkümmelöl) auf das Immunsystem — Beschwerden der Adhärenz, Motilität und Phagozytoserate. Unveröffentlichte Studie, München 1995.

Zum guten Schluß

Abbildungen:

Abb. 1: Kümmelpflanze (Okapia)
Abb. 2: Schwarzkümmelsamen (Okapia)
Abb. 3: Blühende Schwarzkümmelpflanze (Okapia)
Abb. 4: Auszug aus dem Hadith, Ergänzungbuch zum Koran
Abb. 5: Kleopatra
Abb. 6: Zusammensetzung des Schwarzkümmels
Abb. 7: Dr. Peter Schleicher
Abb. 8: Graphik Immunsystem
Abb. 9: Was hilft – was schadet
Abb.10: Hauterkrankung (Okapia)
Abb.11: Neurodemitisbehandlung (Okapia)
Abb.12: Leckere Gerichte mit Schwarzkümmel (Okapia)

Notizen:

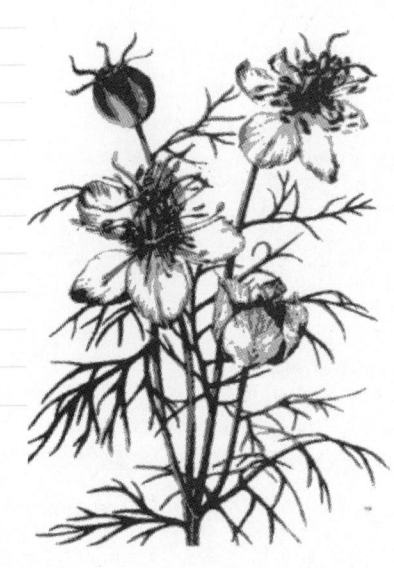

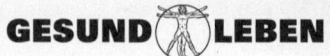
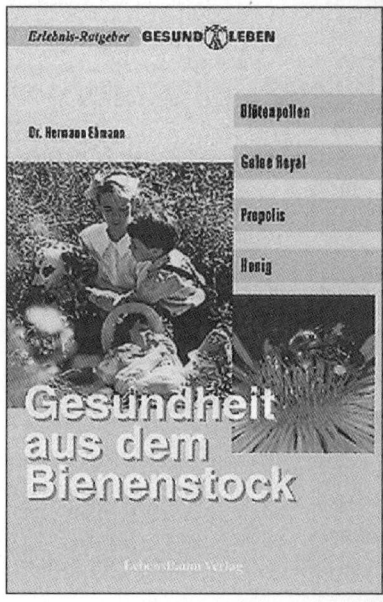

In unseren Ratgebern
werden aktuelle Therapie-
ansätze und Produkte unter-
sucht und deren Wert für
die Gesundheit dargestellt.
Der Leser soll so die neuen
Möglichkeiten der natürlichen, eigenverantwortlichen
Gesundheitsvorsorge sinnvoll
nutzen können.

Die Themen werden von
journalistisch erfahrenen
Fachautoren behandelt,
die Inhalte und Hinweise
laienverständlich und
nachvollziehbar dargestellt.

Die Bücher sind hochwertig
und erlebnisorientiert
gestaltet.

Die mit unserer Lebensweise und der ständig wachsenden Umweltbelastung verbun-
denen Risiken lassen sich mit Produkten aus
dem Bienenstock wirksam reduzieren. Unser Ratgeber gibt einen Überblick über die
Wirkungsweise von Honig, Blütenpollen,
Gelee Royal sowie Propolis und zeigt kon-
krete Anwendungsmöglichkeiten.

Dr. Hermann Ehmann

Gesundheit aus dem Bienenstock

zweifarbig mit vielen Abbildungen,
64 S., Qualitätsbroschur,
ISBN 3-928430-07-6
9,80 DM | 9,30 sFr | 72 öS

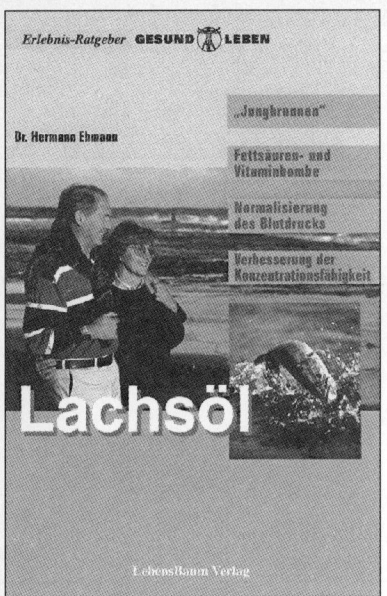

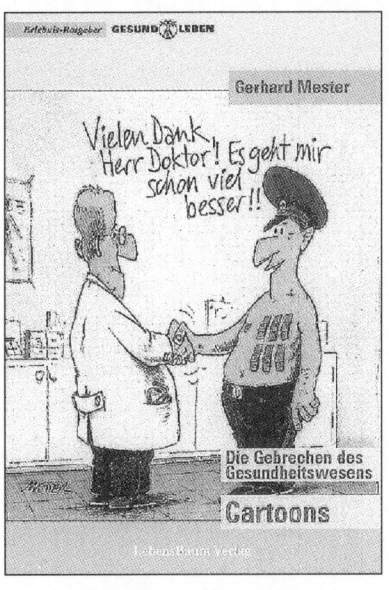

Die in Lachsöl enthaltenen Omega-3-Fett-
säuren sind die „ungesättigsten" und wert-
vollsten der bekannten natürlichen Fettsäuren. Über 5.000 wissenschaftliche Studi-
en haben mittlerweile empirisch nachgewiesen, daß Omega-3-Fettsäuren einen positi-
ven Einfluß auf viele Zivilisationskrankheiten
– wie Arteriosklerose, Bluthochdruck, Rheuma, bestimmte Krebsarten u.a. – haben.

Lachsöl beugt Herzkrankheiten vor, senkt
den Cholesterinspiegel, verbessert die Fließ-
eigenschaften des Blutes und erhöht die
Gehirnleistung.

Dr. Hermann Ehmann

Lachsöl / Omega-3-Fettsäuren

Der leichte Weg, gesund zu bleiben

zweifarbig mit vielen Abbildungen,
64 S., Qualitätsbroschur
ISBN 3-928430-12-2
9,80 DM | 9,30 sFr | 72 öS

Die Marotten der Mediziner und die Gebre-
chen unseres Gesundheitswesens sind ein
Themenfeld, dem sich Mester, einer der
namhaftesten Karikaturisten, seit vielen
jahren mit besonderer Lust und Bissigkeit
immer wieder neu zuwendet.

Ein ganz neuer, oft überraschender Akzent
entsteht durch die Gegenüberstellung von
Karikatur und ausgewähltem Text.

Gerhard Mester

Vielen Dank, Herr Doktor . . .

– Cartoons –

z.T. vierfarbig,
ca. 64 S., Qualitätsbroschur,
ISBN 3-928430-11-4
9,80 DM | 9,30 sFr | 72 öS

Pressespiegel

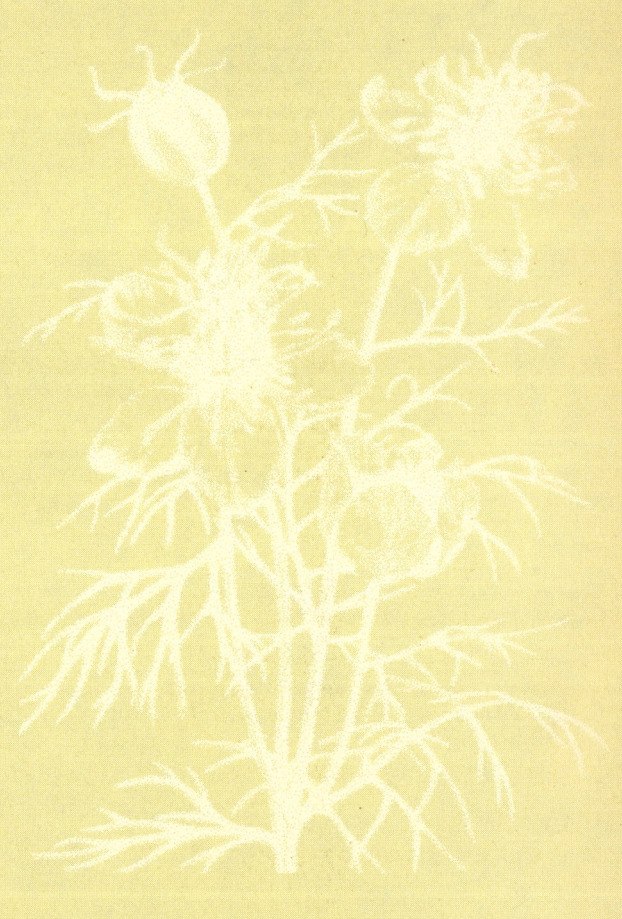